卫生部“十二五”规划教材
全国高等医药教材建设研究会“十二五”规划教材
全国高职高专配套教材　供五年一贯制护理学专业用

儿科护理学
实践与学习指导

主　编　于海红　黄力毅　张玉兰
编　者（以姓氏笔画为序）
于海红（承德护理职业学院）
王　冰（阜阳卫生学校）
许　玲（皖西卫生职业学院）
张玉兰（大庆医学高等专科学校）
陆　莉（襄樊职业技术学院）
袁爱梅（商丘医学高等专科学校）
高　凤（济南护理职业学院）
黄力毅（淮南卫生学校）
梁　红（大庆医学高等专科学校）

人民卫生出版社

图书在版编目（CIP）数据

儿科护理学实践与学习指导/于海红等主编. —北京：人民卫生出版社，2011.11

ISBN 978-7-117-12705-9

Ⅰ.①儿…　Ⅱ.①于…　Ⅲ.①儿科学：护理学—高等学校—教学参考资料　Ⅳ.①R473.72

中国版本图书馆 CIP 数据核字（2011）第 194273 号

儿科护理学实践与学习指导

主　　编：于海红　黄力毅　张玉兰
出版发行：人民卫生出版社（中继线 010-59780011）
地　　址：北京市朝阳区潘家园南里 19 号
邮　　编：100021
E - mail：pmph @ pmph.com
购书热线：010-67605754　010-65264830
　　　　　010-59787586　010-59787592
印　　刷：北京市艺辉印刷有限公司
经　　销：新华书店
开　　本：787×1092　1/16　　印张：12
字　　数：293 千字
版　　次：2011 年 11 月第 1 版　2021年5月第1版第12次印刷
标准书号：ISBN 978-7-117-12705-9/R·12706
定　　价：20.00 元

前　言

本书是全国高职高专护理学专业卫生部规划教材《儿科护理学》（第2版）的配套教材，目的是帮助学生在学习《儿科护理学》的过程中进一步理解、巩固和应用所学知识，提高学生的实践操作能力，帮助学生通过护士执业资格考试；同时也为教师教学提供参考。

本书分上篇和下篇两部分，上篇为实践指导，内容包括儿科护理学常做的10项实践指导和15项常用儿科护理技术操作考核评分标准，以强调对学生临床基本技能的培养。下篇为学习指导，按教材的章节顺序编排，以章为单位组织编写，各章内容包括：①重点与难点，对本章的重点、难点内容进行概括和总结，内容涵盖了2011年护士执业资格考试大纲要求儿科护理部分的主要知识点；②测试题及测试题参考答案，各章测试题按照我国最新护士执业资格考试的题型命题，题型包括：A_1型题（单句型最佳选择题），约占30%；A_2、A_3、A_4型题（病历摘要及病历组型最佳选择题），约占70%，考题模拟临床情景，着重测试学生的护理专业知识和临床操作能力，内容紧扣2011年护士执业资格考试大纲，以使学生能自我检测学习效果和提高分析问题、解决问题的能力，并为参加护士执业资格考试做好准备。本书也可作为各级护理人员在职自学和参加护理专业资格考试的备考用书。

在本次编写中各位编者均以认真的态度，付出了极大的精力，各位编者所在单位也给予了大力支持，在此表示衷心的感谢。由于时间和水平有限，不妥之处恳请各兄弟院校的同仁批评指正。

主　编
2011年9月

目录

上篇 实践指导

实践一 小儿体格测量方法 …… 3
实践二 儿科护理技术操作（一） …… 3
实践三 儿科护理技术操作（二） …… 4
实践四 儿科护理技术操作（三） …… 4
实践五 营养不良、佝偻病患儿的护理 …… 5
实践六 新生儿疾病患儿的护理 …… 6
实践七 腹泻患儿的护理 …… 7
实践八 呼吸道感染患儿的护理 …… 8
实践九 泌尿系统疾病患儿的护理 …… 9
实践十 营养性缺铁性贫血患儿的护理 …… 10
儿科常用护理技术操作考核评分标准 …… 11
一、体重测量法 …… 11
二、身长（高）测量法 …… 12
三、更换尿布法 …… 13
四、婴儿盆浴法 …… 14
五、约束法 …… 15
六、臀红护理法 …… 17
七、温箱使用法 …… 18
八、取血标本法 …… 18
九、留尿标本法 …… 20
十、留粪便标本法 …… 22
十一、头皮静脉输液法 …… 22
十二、婴幼儿灌肠法 …… 24
十三、光照疗法 …… 25
十四、配乳法 …… 26
十五、乳瓶喂乳法 …… 27

下篇 学习指导

第一章 绪论 …… 31
一、重点与难点 …… 31
二、测试题 …… 32
三、测试题参考答案 …… 34
第二章 生长发育 …… 35
一、重点与难点 …… 35
二、测试题 …… 36
三、测试题参考答案 …… 40
第三章 健康小儿的一般护理 …… 41
一、重点与难点 …… 41
二、测试题 …… 43
三、测试题参考答案 …… 46
第四章 住院患儿的护理 …… 47
一、重点与难点 …… 47
二、测试题 …… 50
三、测试题参考答案 …… 55
第五章 营养与营养紊乱患儿的护理 …… 56
一、重点与难点 …… 56
二、测试题 …… 58
三、测试题参考答案 …… 64
第六章 新生儿及新生儿疾病患儿的护理 …… 65
一、重点与难点 …… 65
二、测试题 …… 69
三、测试题参考答案 …… 78
第七章 消化系统疾病患儿的护理 …… 79
一、重点与难点 …… 79
二、测试题 …… 82
三、测试题参考答案 …… 88
第八章 呼吸系统疾病患儿的护理 …… 89
一、重点与难点 …… 89
二、测试题 …… 92
三、测试题参考答案 …… 101
第九章 循环系统疾病患儿的护理 …… 103
一、重点与难点 …… 103
二、测试题 …… 106
三、测试题参考答案 …… 110
第十章 泌尿系统疾病患儿的护理 …… 112

一、重点与难点…… 112
二、测试题…… 113
三、测试题参考答案…… 121
第十一章 造血系统疾病患儿的护理…… 122
一、重点与难点…… 122
二、测试题…… 124
三、测试题参考答案…… 131
第十二章 神经系统疾病患儿的护理…… 132
一、重点与难点…… 132
二、测试题…… 133
三、测试题参考答案…… 137
第十三章 内分泌系统疾病患儿的护理…… 138
一、重点与难点…… 138
二、测试题…… 138
三、测试题参考答案…… 140
第十四章 免疫性疾病患儿的护理…… 141
一、重点与难点…… 141
二、测试题…… 142
三、测试题参考答案…… 144
第十五章 遗传代谢性疾病患儿的护理…… 145
一、重点与难点…… 145
二、测试题…… 145
三、测试题参考答案…… 147
第十六章 感染性疾病患儿的护理…… 148
一、重点与难点…… 148
二、测试题…… 150
三、测试题参考答案…… 156
第十七章 寄生虫病患儿的护理…… 157
一、重点与难点…… 157
二、测试题…… 157
三、测试题参考答案…… 160
第十八章 常见急症患儿的护理…… 161
一、重点与难点…… 161
二、测试题…… 165
三、测试题参考答案…… 177
参考文献…… 179

上篇

实践指导

实践一 小儿体格测量方法

【实践目的】

1. 能熟练掌握小儿体重、身长（高）、头围、胸围、前囟门的测量方法。

2. 通过分析测量结果，能正确评价小儿的体格生长和营养状况。

3. 实习时表现出严谨认真的态度，关爱小儿，动作轻柔。

【实践地点】

选择儿科模拟示教室、医院儿科病房或幼儿园。1学时。

【实践内容】

1. 小儿体重、身长（高）、头围、胸围、前囟门的测量方法。

2. 评价小儿的体格生长和营养状况。

【实践用物】

新生儿护理模型、婴幼儿护理模型、婴儿秤、标准量床、立位身高、体重测量磅秤、软尺、清洁布、尿布、衣服或毛毯、记录本等。

【实践方法】

1. 先集中由带教老师讲解、演示体重、身长（高）、头围、胸围、前囟门的测量方法。

2. 然后将实习学生分组，每3～5人为一组。学生们以小组为单位，每组对1～2名小儿或模型进行测量，并记录。

3. 最后由带教老师总结，学生们分析测量结果，评价小儿的体格生长和营养状况，写出实践报告。

（于海红）

实践二 儿科护理技术操作（一）

【实践目的】

1. 掌握儿科常见的护理技术操作。

2. 操作练习期间表现出认真的态度，同情、关爱患儿。

【实践地点】

医院儿科病房或护理模拟示教室。2学时。

【实践内容】

婴儿盆浴法、更换尿布法、约束法、喂乳法。

【实践用物】

儿科护理技术操作的多媒体资料（录像、VCD或课件）；婴儿盆浴法、更换尿布法、约束法、喂乳法用物；学生应准备护士服、帽子、口罩。

【实践方法】

1. 观看录像　先集体观看录像。

2. 示教练习　先集中由带教老师讲解后分组，每6～10人为一组，由老师带领，先示教，然后分组练习，在练习过程中，老师要边巡视边指导，最后小结。

（高　凤）

实践三 儿科护理技术操作（二）

【实践目的】

1. 掌握儿科常见的护理技术操作。

2. 课间临床实习时表现出认真的态度，同情、关爱患儿。

【实践地点】

医院儿科病房或护理模拟示教室。1 学时。

【实践内容】

温箱使用法、光照疗法、清理呼吸道法、给氧法。

【实践用物】

儿科护理技术操作的多媒体资料（录像、VCD 或课件）；学生应准备护士服、帽子、口罩；温箱，光疗箱，清理呼吸道法用物，给氧法用物。

【实践方法】

1. 观看录像　先集体观看录像。

2. 示教练习　先集中由带教老师讲解后分组，每 6～10 人为一组，由老师带领，先示教，然后分组练习，在练习过程中，老师要边巡视边指导，最后小结。

（高　凤）

实践四 儿科护理技术操作（三）

【实践目的】

1. 掌握儿科常见的护理技术操作。

2. 课间临床实习时表现出认真的态度，同情、关爱患儿。

【实践地点】

医院儿科病房或护理模拟示教室。2 学时。

【实践内容】

头皮静脉输液法、常用标本留取法、婴幼儿灌肠法、臀红护理法。

【实践用物】

儿科护理技术操作的多媒体资料（录像、VCD 或课件）；头皮静脉输液法、常用标本留取法、婴幼儿灌肠法、臀红护理法用物；学生应准备护士服、帽子、口罩。

【实践方法】

1. 观看录像　先集体观看录像。

2. 示教练习　先集中由带教老师讲解后分组，每 6～10 人为一组，由老师带领，先示教，然后分组练习，在练习过程中，老师要边巡视边指导，最后小结。

（高　凤）

实践五 营养不良、佝偻病患儿的护理

【实践目的】

1. 熟练掌握营养不良、佝偻病患儿的护理评估及护理措施。

2. 在临床见习中表现出认真、负责的态度，对患儿同情、爱护和关心。

【实践地点】

医院儿科病房或护理模拟示教室。2学时。

【实践内容】

1. 见习营养不良、佝偻病患儿的护理评估及护理措施。

2. 病例讨论。

【实践用物】

小儿营养不良、佝偻病的多媒体资料（录像、VCD或课件）；病例；学生应准备护士服、帽子、口罩、听诊器。

【实践方法】

（一）临床见习

1. 集中由带教老师讲述后分组，每6～10人为一组，在学校老师和医院带教老师指导下对患儿进行护理评估。

2. 各小组将收集到的护理评估资料整理后讨论，并列出护理诊断，制订护理计划。

3. 每位学生写出实践报告，交老师批阅。

（二）观看录像或临床实例分析

若无条件去医院病房见习，可组织学生在护理模拟示教室观看“营养不良、佝偻病患儿”的录像或讨论病例。

病例一：患儿，男，10个月，双胎之大毛，出生体重2.3kg，因母乳量少，出生后给予混合喂养，近1个月来间断腹泻，食欲缺乏，体重不增而就诊。

体查：T 36.2℃（肛温），P 110次/分钟，R 34次/分钟，体重7kg，身长74cm，欠活泼，喜哭吵，面色苍白，心肺听诊无异常，腹胀，腹壁皮下脂肪0.3cm，肝右肋下3cm，脾左肋下1.5cm，肠鸣音活跃，四肢肌张力低，双膝反射未引出。诊断为中度营养不良。

问题：

1. 请列出该患儿护理诊断及护理措施。

2. 引起该患儿营养不良的主要原因。

3. 如何指导该患儿喂养？

病例二：男，10个月，因哭吵、多汗1个月就诊。混合喂养，未添加任何辅食，母妊娠晚期有小腿肌肉痉挛史，小儿常居住在室内，经常腹泻，至今不能扶站。

体查：体重9kg，身高70cm，发育营养可，前囟2cm，枕秃，未出牙，心肺异常，腹软，肋缘外翻，肝右肋下2cm，质软，脾未扪及，轻度“O”型腿。诊断为佝偻病激期。

问题：

1. 引起该病的主要病因是什么？

2. 请列出该患儿的护理诊断及护理措施。

3. 此病如何预防?

(张玉兰)

实践六 新生儿疾病患儿的护理

【实践目的】

1. 熟练掌握新生儿疾病的护理评估及护理措施。

2. 在临床见习中表现出认真、负责的态度，对患儿同情、爱护和关心。

【实践地点】

医院儿科病房或护理模拟示教室。4学时。

【实践内容】

1. 见习新生儿疾病的护理评估及护理措施。

2. 病例讨论。

【实践用物】

新生儿疾病的多媒体资料（录像、VCD或课件）；病例；学生应准备护士服、帽子、口罩、听诊器。

【实践方法】

(一) 临床见习

1. 集中由带教老师讲述后分组，每6～10人为一组，在学校老师和医院带教老师指导下对患儿进行护理评估。

2. 各小组将收集到的护理评估资料整理后讨论，并列出护理诊断，制订护理计划。

3. 每位学生写出实践报告，交老师批阅。

(二) 观看录像或临床实例分析

若无条件去医院病房见习，可组织学生在护理模拟示教室观看“新生儿疾病”的录像或讨论病例。

病例一：早产儿，日龄2天，生后5小时出现呼吸困难及青紫，呈进行性加重，伴呼气性呻吟。体查：早产儿貌，唇周发绀，有鼻扇，三凹征明显，胸廓下陷，呼吸70次/分钟，双肺有少量湿啰音。病后1天X线片见两肺有透亮度降低及支气管充气征。该临床诊断为新生儿肺透明膜病。

问题：

1. 新生儿肺透明膜病的氧疗有何特点?

2. 请列出该患儿的护理诊断及护理措施。

病例二：王小毛，男，7天，生后3天起拒奶、反应差，皮肤黄染，昨日出现抽搐。体查：T 38.5℃，面部及躯干皮肤黄染，前囟隆起，张力稍高。脐部有脓性分泌物。血常规WBC：22×10^9/L，N：0.86，L：0.14，血清胆红素290μmol/L。临床诊断为新生儿败血症。

问题：请列出该患儿的护理诊断及护理措施。

病例三：李小男，女婴，10小时，第1胎，因胎儿宫内窘迫采取产前助产，出生体重3400g，出生时Apgar评分1分钟为4分，5分钟为8分。出生后10小时出现烦躁不安，易激惹，长期睁眼，哭声尖。体查：烦躁不安，唇周发绀，前囟 2cm×2cm，稍隆起，R：68 次/分钟，双肺未闻干湿啰音，心脏无异常，吸吮、拥抱、觅食反射未引出、握持反射减弱，肌张力增高。结合临床表现及 CT 确诊为硬膜下出血。

问题：

1. 该患儿的颅内出血的主要原因是什么？
2. 列出该患儿的护理诊断，如何进行护理？
3. 对该患儿病情观察包括哪儿方面？

（梁 红）

实践七 腹泻患儿的护理

【实践目的】

1. 熟练掌握腹泻患儿的护理评估及护理措施。
2. 在临床见习中表现出认真、负责的态度，对患儿同情、爱护和关心。

【实践地点】

医院儿科病房或护理模拟示教室。2 学时。

【实践内容】

1. 见习腹泻患儿的护理评估及护理措施。
2. 病例讨论。

【实践用物】

小儿腹泻的多媒体资料（录像、VCD 或课件）；病例；学生应准备护士服、帽子、口罩、听诊器。

【实践方法】

（一）临床见习

1. 集中由带教老师讲述后分组，每 6～10 人为一组，在学校老师和医院带教老师指导下对患儿进行护理评估。
2. 各小组将收集到的护理评估资料整理后讨论，并列出护理诊断，制订护理计划。
3. 每位学生写出实践报告，交老师批阅。

（二）观看录像或临床实例分析

若无条件去医院病房见习，可组织学生在护理模拟示教室观看“小儿腹泻”的录像或讨论病例。

患儿，男，8 个月，呕吐、腹泻 3 天，尿少 1 天。3 天前开始呕吐，非喷射状，呕吐物为食入奶汁，时伴有黏液，4～5 次/日，并出现腹泻，每日 10 余次，为黄色稀水样便，量多，无腥臭味，无里急后重现象，伴有发热，体温 38℃左右，昨日起患儿精神委靡，尿量减少，今天患儿烦躁不安，12 小时无尿。

体格检查：T 38.2℃，P 150 次/分钟，R 50 次/分钟，BP 70/50mmHg，体重 8.0kg。急性病容，烦躁不安，呼吸深长，皮肤弹性差，前囟凹陷，双眼凹陷，口唇干燥，颈软，两肺未闻及干湿性啰音，心率 150 次/分钟，心音低钝，腹平软，肝肋下 1.5cm，质软，脾肋下未触及，肠鸣音亢进，四肢冷，有花纹，脉细弱，无脑膜刺激征。

辅助检查：血常规：WBC 8.6×10^{9}/L，N 0.58，L 0.42，RBC 4.3×10^{12}/L，Hb

120g/L，PLT 180×10^9/L；大便常规：黄稀水样，白细胞 0～3 个/HP，潜血（－）；大便培养：正常菌群生长；血生化：K^+ 4.5mmol/L，Na^+ 138mmol/L，Cl^- 103 mmol/L；pH 7.2，HCO_3^- 13mmol/L，BE－10mmol/L。

临床诊断为小儿腹泻（重型）、重度等渗性脱水、代谢性酸中毒。

问题：

1. 列出该患儿主要的护理诊断及相应的护理措施。
2. 该患儿入院第一天如何进行静脉补液？
3. 当该患儿出院时，请你为患儿家长进行健康指导。

（张玉兰）

实践八 呼吸道感染患儿的护理

【实践目的】

1. 熟练掌握呼吸道感染患儿的护理评估及护理措施。
2. 在临床见习中表现出认真、负责的态度，对患儿同情、爱护和关心。

【实践地点】

医院儿科病房或护理模拟示教室。2 学时。

【实践内容】

1. 见习呼吸道感染患儿的护理评估及护理措施。
2. 病例讨论。

【实践用物】

呼吸道感染的多媒体资料（录像、VCD 或课件）；病例；学生应准备护士服、帽子、口罩、听诊器。

【实践方法】

（一）临床见习

1. 集中由带教老师讲述后分组，每 6～10 人为一组，在学校老师和医院带教老师指导下对患者进行护理评估。
2. 各小组将收集到的护理评估资料整理后讨论，并做出护理诊断，制订护理计划。
3. 每位学生写出实践报告，交老师批阅。

（二）观看录像或临床实例分析

若无条件去医院病房见习，可组织学生在护理模拟示教室观看“呼吸道感染”的录像或讨论病例。

患儿，男，2 岁，以“发热、咳嗽 3 天，烦躁、喘憋半天”为主诉入院。患儿 3 天前因受凉开始发热，体温波动于 38～39℃，无抽搐。继之咳嗽，初为单声干咳，后有白色泡沫样痰。食欲下降，无呕吐腹泻。在当地诊治用药不详，效果不佳。入院前半天出现烦躁，喘憋，呼吸困难，口唇发绀呈进行性加重，急诊入院。

体格检查：体温 38℃，脉搏 170 次/分钟，呼吸 60 次/分钟，体重 12kg，烦躁，喘憋加重，呼吸急促伴呻吟。鼻翼扇动，口唇发绀，咽充血，双侧扁桃体Ⅰ度肿大。颌下淋巴结可触及，如黄豆大小，活动度好。两肺布满哮鸣音及中细湿啰音。心音低钝，奔马律。腹胀，肝右肋缘下 3cm，边缘钝，质稍硬，脾未触及。肠鸣音减弱，神经系统正常。

实验室检查：Hb 105g/L，WBC 13.6×10^9/L，分类：中性粒细胞 0.75，淋巴细胞 0.25。胸片示双肺散在点片状阴影。

临床诊断为肺炎。

问题：

1. 该患儿是否有并发症？依据是什么？

2. 列出该患儿主要的护理诊断及相应的护理措施。

3. 当该患儿出院时，请你为患儿家长进行健康指导。

4. 如该患儿每日接受 150mg/kg 的抗生素。液体抗生素以 125mg/5ml 的浓度滴注，每天 3 次给药，每次给多少毫升液体？

（于海红）

实践九 泌尿系统疾病患儿的护理

【实践目的】

1. 熟练掌握急性肾小球肾炎、肾病综合征、泌尿道感染患儿的护理评估及护理措施。

2. 在临床见习中表现出认真、负责的态度，对患儿同情、爱护和关心。

【实践地点】

医院儿科病房或护理模拟示教室。2 学时。

【实践内容】

1. 见习急性肾小球肾炎、肾病综合征、泌尿道感染患儿的护理评估及护理措施。

2. 病例讨论。

【实践用物】

急性肾小球肾炎、肾病综合征、泌尿道感染的多媒体资料（录像、VCD 或课件）；病例；学生应准备护士服、帽子、口罩、听诊器。

【实践方法】

（一）临床见习

1. 集中由带教老师讲述后分组，每 6～10 人为一组，在学校老师和医院带教老师指导下对患者进行护理评估。

2. 各小组将收集到的护理评估资料整理后讨论，并做出护理诊断，制订护理计划。

3. 每位学生写出实践报告，交老师批阅。

（二）观看录像或临床实例分析

若无条件去医院病房见习，可组织学生在护理模拟示教室观看“急性肾小球肾炎、肾病综合征、泌尿道感染”的录像或讨论病例。

1. 患儿 8 岁，因“眼睑水肿、尿少呈浓茶色 3 天”拟为“急性肾小球肾炎”入院。3 周前患儿曾患脓疱疮。无发热、咳嗽、吐泻等症状。

体格检查：体温 36℃，脉搏 105 次/分钟，呼吸 25 次/分钟，血压 150/110mmHg。眼睑水肿，咽部无充血，心肺无异常发现，肝脾未触及，双下肢水肿，按压无凹陷。

实验室检查：尿红细胞（＋＋）、蛋白（＋）；血清补体 C3 降低、抗链球菌溶血毒素“O”增高。

（1）根据临床资料提出护理问题。

(2) 制订相应的护理措施。

2. 患儿4岁，因“全身水肿5天”拟为“肾病综合征”入院。

体格检查：体温37℃，脉搏90次/分钟，血压90/60mmHg。面色稍苍白，颜面水肿，心音稍低钝，双肺未见异常。腹部膨隆，腹壁静脉显见，肝脾未及，腹移动性浊音(+)，阴囊水肿发亮，双下肢重度凹陷性水肿。

实验室检查：尿蛋白定性(+++)；血清白蛋白15g/L，球蛋白22g/L，胆固醇9.2mmol/L；血电解质、ASO、C_3正常；肝、肾功能正常。

(1) 请提出护理问题。

(2) 制订相应的护理措施。

(许　玲)

实践十　营养性缺铁性贫血患儿的护理

【实践目的】

1. 熟练掌握营养性缺铁性贫血患儿的护理评估及护理措施。

2. 在临床见习中表现出认真、负责的态度，对患儿同情、爱护和关心。

【实践地点】

医院儿科病房或护理模拟示教室。2学时。

【实践内容】

1. 见习营养性缺铁性贫血患儿的护理评估及护理措施。

2. 病例讨论。

【实践用物】

营养性缺铁性贫血的多媒体资料（录像、VCD或课件）；病例；学生应准备护士服、帽子、口罩、听诊器。

【实践方法】

(一) 临床见习

1. 集中由带教老师讲述后分组，每6～10人为一组，在学校老师和医院带教老师指导下对患者进行护理评估。

2. 各小组将收集到的护理评估资料整理后讨论，并做出护理诊断，制订护理计划。

3. 每位学生写出实践报告，交老师批阅。

(二) 观看录像或临床实例分析

若无条件去医院病房见习，可组织学生在护理模拟示教室观看“营养性缺铁性贫血”的录像或讨论病例。

患儿，13个月，因“面色苍白、体重不增3个月余”入院。患儿足月顺产，出生体重3kg，母乳喂养，未按时添加辅食，3个月前因添加辅食不当出现腹泻，停辅食后腹泻情况稍有好转，但时有加重，曾在当地治疗好转，诊治用药不详。3个月前患儿体重约8.6kg，近3个月以来面色逐渐苍白，体重不增，故来医院检查。

体格检查：体温37℃，脉搏100次/分钟，呼吸22次/分钟，体重8.5kg。全身皮肤稍苍白，无皮疹、瘀点及黄染等。双颌下可触及黄豆大小的淋巴结，活动、无压痛。睑结合膜稍苍白。两肺无异常；心音有力、律齐。腹平软，肝右肋下可触及，脾左肋下刚扪及，肠鸣音不亢，神经系统检查无异常发现。

实验室检查：红细胞 3×10^{12}/L，血红蛋白 80g/L，白细胞 10.5×10^{9}/L，中性粒细胞 56%，淋巴细胞 44%。涂片：红细胞大小不等，以小细胞为多见，中央淡染区扩大。

临床诊断为营养性缺铁性贫血。

问题：

1. 根据患儿的临床资料，提出患儿的护理诊断。
2. 列出该患儿相应的护理措施。
3. 当该患儿即将出院时，请你为患儿及其家长进行健康教育。

（许 玲）

儿科常用护理技术操作考核评分标准

一、体重测量法

项目	评分标准	得分	扣分标准	扣分
准备质量标准（15）	护士：着装整洁（衣、帽、鞋），洗手，戴口罩	4	衣帽鞋不整洁 不洗手 不戴口罩 操作戴首饰	1 1 1 1
	核对患儿床号、姓名，向患儿及家长作好解释	4	未核对 未解释	2 2
	口述环境要求：光线充足、安静，保持适宜温、湿度 口述操作目的	2	不口述环境要求 不口述操作目的	1 1
	用物：载重 10～15kg 盘式杠杆秤；载重 20～30kg 坐式杠杆秤；载重 50kg、100kg 站式杠杆秤、清洁布、尿布、衣服或毛毯	5	缺或多一项	1
操作质量标准（75）	婴儿测量法：①把尿布铺在婴儿磅秤的秤盘上，调节指针到零点。②脱去婴儿衣服及尿布，将婴儿轻放于秤盘上，观察重量，准确读数至 10g。③天气寒冷时，或体温偏低及病重婴儿，先称出婴儿的衣服、尿布、毛毯的重量，然后给婴儿穿衣，包好毛毯再测量，所测体重减去衣物重量即得婴儿体重。并记录测量结果。（可口述）	40	未铺清洁布	5
			未调零点	10
			未脱衣服及尿布	10
			未准确读数	10
			未口述或操作天气寒冷时，或体温偏低及病重婴儿的测量方法	5
	儿童测量法：① 1～3 岁坐位测，准确读数至 50g。②3 岁以上站立于站板中央，两手自然下垂测，准确读数不超过 100g。③不合作者或病重不能站立的患儿，由护理人员或家长抱着小儿一起称重。称后减去患儿衣服、毛毯重量及成人体重即得小儿体重。（可口述）	35	1～3 岁未坐位测	10
			读数不准确	10
			测量时小儿摇动或接触其他物体	10
			未操作或口述不合作者或病重不能站立的患儿的测量	5

续表

项目	评分标准	得分	扣分标准	扣分
评价质量标准(10)	操作规范、熟练	5	不熟练	5
	语言流利，指导正确	2	交代不清	2
	工作态度认真，有爱婴观念	3	不认真	3

二、身长（高）测量法

项目	评分标准	得分	扣分标准	扣分
准备质量标准(15)	护士：着装整洁（衣、帽、鞋），洗手，戴口罩	4	衣帽鞋不整洁 不洗手 不戴口罩 操作戴首饰	1 1 1 1
	核对患儿床号、姓名，向患儿及家长作好解释	4	未核对 未解释	2 2
	口述环境要求：光线充足、安静，保持适宜温、湿度 口述操作目的	2	不口述环境要求 不口述操作目的	1 1
	用物：身长测量板、立位测量器或有身高测量杆的磅秤、清洁布	5	缺或多一项	1
操作质量标准(75)	婴幼儿测量法：①小儿脱去帽子和鞋袜，仰卧于铺有清洁布的测量板底线上。②助手将小儿头扶正，面向上，头顶轻贴测量板的顶端。测量者一手按住小儿双膝使双下肢伸直，一手推动滑板贴于足底，读出身长厘米数	40	未脱去帽子和鞋袜	10
			未把小儿头扶正	10
			未按住小儿双膝使双下肢伸直	10
			未准确读数	10
	儿童测量法：①小儿脱去鞋帽，站在立位测量器或有身高测量杆的磅秤上，取立正姿势，双眼平视正前方，头部保持正直位置，两臂自然下垂，足跟靠拢，足尖分开约 60°，足跟、臀部、两肩胛、枕骨粗隆均同时紧贴测量杆。②推板轻轻推至头顶，推板与测量杆呈 90°，读出身高厘米数	35	未脱去鞋帽	10
			姿势不正确	10
			推板与测量杆不呈 90°	10
			未准确读数	5
评价质量标准(10)	操作规范、熟练	5	不熟练	5
	语言流利，指导正确	2	交代不清	2
	工作态度认真，有爱婴观念	3	不认真	3

三、更换尿布法

项目	评分标准	得分	扣分标准	扣分
准备质量标准(15)	护士：着装整洁（衣、帽、鞋），洗手，戴口罩	4	衣帽鞋不整洁 不洗手 不戴口罩 操作戴首饰	1 1 1 1
	核对患儿床号、姓名，向患儿及家长作好解释	4	未核对 未解释	2 2
	口述环境要求：光线充足、安静，保持适宜温、湿度 口述操作目的	2	不口述环境要求 不口述操作目的	1 1
	用物：尿布、尿布桶，必要时备软毛巾、温水及盆、消毒植物油、棉签	5	缺或多一项	1
操作质量标准(75)	携用物至床旁，拉下一侧床档，将尿布折成合适的长条形，放床边备用	10	未拉下床档 尿布未折叠 用物一次未带全	3 4 3
	轻轻揭开小儿盖被下端，暴露小儿下半身，将污湿的尿布打开	5	小儿暴露过多	5
	操作者一手握住患儿的两脚轻轻提起，露出臀部；若有粪便，另一手用尿布洁净的上端将会阴部及臀部擦净（女婴由前向后擦），温水擦洗后轻轻用软毛巾擦干，取出污湿尿布，卷折污湿部分于内面，放入尿布桶内	30	操作粗暴 女婴会阴部擦拭顺序不对 未轻轻用软毛巾擦干 尿布未放于尿布桶内	5 15 5 5
	再握住并提起患儿双脚，使臀部略抬高，将清洁尿布的一端垫于小儿腰骶部，用消毒的植物油涂于臀部，放下双脚，由两腿间拉出尿布另一端并覆盖于下腹部，系上尿布带	20	尿布未垫于小儿腰骶部 未涂植物油 未覆盖于下腹部 未系上尿布带	5 5 5 5
	整理衣服，盖好被子，拉好床档。取走污湿的尿布，洗手	10	未整理衣服，盖好被子 未拉好床档 未取走污湿的尿布	3 4 3
评价质量标准(10)	操作规范、熟练	5	不熟练	5
	语言流利，指导正确	2	交代不清	2
	工作态度认真，有爱婴观念	3	不认真	3

四、婴儿盆浴法

<table>
<tr><th>项目</th><th>评分标准</th><th>得分</th><th>扣分标准</th><th>扣分</th></tr>
<tr><td rowspan="4">准备质量标准（15）</td><td>护士：着装整洁（衣、帽、鞋），洗手，戴口罩</td><td>4</td><td>衣帽鞋不整洁
不洗手
不戴口罩
操作戴首饰</td><td>1
1
1
1</td></tr>
<tr><td>核对患儿床号、姓名，向患儿及家长作好解释</td><td>4</td><td>未核对
未解释</td><td>2
2</td></tr>
<tr><td>口述环境要求：沐浴时关闭门窗，调节室温在27℃左右
口述操作目的</td><td>2</td><td>不口述环境要求
不口述操作目的</td><td>1
1</td></tr>
<tr><td>用物：①棉布类：婴儿尿布及衣服、大毛巾、毛巾被及包布、系带、面巾1块、浴巾2块。②护理盘：内备梳子、指甲刀、棉签、液体石蜡、50%乙醇、红汞鱼肝油、滑石粉、肥皂。③浴盆：内备温热水（2/3满），洗时水温在冬季为38～39℃，夏季为37～38℃，备水时温度稍高2～3℃，另外，可在一水壶内放50～60℃热水备用。④其他：必要时准备床单、被套、枕套、磅秤等</td><td>5</td><td>缺或多一项</td><td>1</td></tr>
<tr><td rowspan="5">操作质量标准（75）</td><td>携用物至床旁并按顺序摆好，浴盆置于床旁凳上（有条件时放操作台上）</td><td>5</td><td>物品摆放凌乱</td><td>5</td></tr>
<tr><td>折盖被于三折至床尾，脱去衣服（此时可根据需要测体重），保留尿布，用大毛巾包裹患儿全身</td><td>5</td><td>未保留尿布
小儿暴露时间过长</td><td>2
3</td></tr>
<tr><td>擦洗面部：用单层面巾由内眦向外眦擦拭眼睛，更换面巾部位以同法擦另一眼，然后擦耳，最后擦面部，擦时禁用肥皂。用棉签清洁鼻孔</td><td>10</td><td>擦眼睛未更换面巾清洁部位
擦洗面部顺序不对
使用肥皂
未清洁鼻孔</td><td>3
2
3
2</td></tr>
<tr><td>擦洗头部：抱起患儿，以左手托住患儿枕部，腋下夹住患儿躯干，左手拇指和中指分别向前折患儿耳廓以堵住外耳道口，防止水流入耳内。右手将肥皂涂于手上，洗头、颈、耳后，然后用清水冲洗后吸干。对较大婴儿，可用前臂托住婴儿上身，将下半身托于护士腿上</td><td>10</td><td>未堵住外耳道口
未用清水冲洗后吸干
抱婴儿的姿势不安全</td><td>4
3
3</td></tr>
<tr><td>于浴盆底部铺垫一块浴巾，以免患儿在盆内滑跌。移开大毛巾及尿布，以左手握住患儿左臂靠近肩处使其颈枕于护士手腕处，再以右前臂托住患儿双腿，用右手握住患儿左腿靠近腹股沟处使其臀部位于护士手掌上，轻放患儿于水中</td><td>15</td><td>浴盆底部未铺垫一块浴巾
入水时婴儿姿势不安全</td><td>5
10</td></tr>
</table>

续表

项目	评分标准	得分	扣分标准	扣分
操作质量标准(75)	松开右手，用另一浴巾淋湿患儿全身，抹肥皂按顺序洗颈下、臂、手、胸、背、腿、脚、会阴、臀部，随洗随冲净。在清洗过程中，护士左手始终将患儿握牢（只在洗背部时，左、右手交接患儿，使患儿头靠在护士手臂上），洗净皮肤皱褶处，如颈部、腋下、腹股沟、手及足指趾缝等。同时，观察皮肤有无异常情况	15	未按顺序全部清洗 清洗时婴儿不安全	5 10
	洗毕，迅速将患儿依照放入水中的方法抱出，用大毛巾包裹全身并将水分吸干，对全身各部位从上到下按顺序检查，给予相应的处理。必要时用液体石蜡棉签擦净女婴大阴唇及男婴包皮处污垢	10	出水姿势不安全 暴露时间过长 未作相应的检查处理	5 3 2
	更换衣服尿布，必要时修剪指甲，更换床单等	3	未更换衣服尿布	3
	整理床单位，物归原处，洗手，记录	2	未整理床单位及物品 未作记录	1 1
评价质量标准(10)	操作规范、熟练	5	不熟练	5
	语言流利，指导正确	2	交代不清	2
	工作态度认真，有爱婴观念	3	不认真	3

五、约 束 法

项目	评分标准	得分	扣分标准	扣分
准备质量标准(15)	护士：着装整洁（衣、帽、鞋），洗手，戴口罩	4	衣帽鞋不整洁 不洗手 不戴口罩 操作戴首饰	1 1 1 1
	核对患儿床号、姓名，向患儿及家长作好解释	4	未核对 未解释	2 2
	口述环境要求：光线充足、安静，保持适宜温、湿度 口述操作目的	2	不口述环境要求 不口述操作目的	1 1
	用物： 全身约束：大毛巾或床单 手足约束：约束带 沙袋约束：2.5kg重沙袋、布套	5	缺或多一项	1

续表

项目	评分标准	得分	扣分标准	扣分
操作质量标准(75)	全身约束法方法一： （1）折叠大毛巾（或床单），达到能盖住患儿由肩至脚跟部的宽度 （2）放患儿于大毛巾中间，将大毛巾一边紧裹患儿一侧上肢、躯干和下肢，经胸、腹部至对侧腋窝处，再将大毛巾整齐地压于小儿身下 （3）大毛巾另一边紧裹患儿另侧手臂，经胸压于背下，如患儿活动剧烈，可用布带围绕双臂打活结系好	30	折叠毛巾太短或太长 包裹太松或太紧	15 15
	全身约束法方法二： （1）折叠大毛巾（或床单）使宽度能盖住患儿由肩至脚跟部 （2）将患儿放在大毛巾中央，将大毛巾一边紧紧包裹患儿手臂并从腋下经后背到达对侧腋下拉出，再包裹对侧手臂，多余部分压至身下。 （3）大毛巾另一边包裹患儿，经胸压于背下			
	手或足约束法 （1）置患儿手或足于约束带甲端中间，将乙丙两端绕手腕或踝部对折后系好，松紧度以手或足不易脱出且不影响血液循环为宜 （2）将丁端系于床缘上	25	使用约束带不正确 约束太松或太紧	15 10
	沙袋约束法 （1）需固定头部、防止其转动时，用两个沙袋呈“人”字形摆放在头部两侧） （2）需保暖、防止患儿将被子踢开，可将两个沙袋分别放在患儿两肩旁，压在棉被上 （3）需侧卧、避免其翻身时，将沙袋放于患儿背后	15	每错一项	5
	记录使用约束的原因、目的、时间、执行的护理措施及结束约束的时间	5	未记录	5
评价质量标准(10)	操作规范、熟练	5	不熟练	5
	语言流利，指导正确	2	交代不清	2
	工作态度认真，有爱婴观念	3	不认真	3

六、臀红护理法

项目	评分标准	得分	扣分标准	扣分
准备质量标准（15）	护士：着装整洁（衣、帽、鞋），洗手，戴口罩	4	衣帽鞋不整洁 不洗手 不戴口罩 操作戴首饰	1 1 1 1
	核对患儿床号、姓名，向患儿及家长作好解释	4	未核对 未解释	2 2
	口述臀红的概念及分度 口述操作目的及注意事项	2	未口述操作目的 未口述注意事项	1 1
	用物：清洁尿布、盛温开水的面盆、小毛巾、棉签、弯盘、尿布桶、药物（0.02%高锰酸钾溶液、紫草油、3%～5%鞣酸软膏、氧化锌软膏、鱼肝油软膏、1%甲紫、康复新溶液、硝酸咪康唑霜）、红外线灯或鹅颈灯	5	缺或多一项	1
操作质量标准（75）	备齐用物，按操作顺序将用物放于治疗车上，推至床旁	5	物品摆放凌乱	5
	轻轻掀开患儿下半身被褥，解开污湿尿布，若有大便，用温水将臀部洗干净，并用小毛巾吸干水分	10	冲洗顺序不对 未吸干水分	5 5
	用清洁尿布垫于臀下，使臀部暴露于空气或阳光下10～20分钟（在适宜的气温和室温下进行：可口述此条件）	15	暴露部位太大 未口述在适宜的气温和室温下进行	10 5
	若臀红严重者也可用红外线灯或鹅颈灯照射臀部，灯泡25～40W，灯泡距臀部患处30～40cm，照射10～15分钟（口述照射时间）	20	灯臀之间的距离不适宜 未口述照射时间	10 10
	然后将蘸有油类或药膏的棉签贴在皮肤上轻轻滚动，均匀涂药。用后的棉签放入弯盘内	20	涂药时上下涂刷 药物选择不恰当	10 10
	给患儿更换尿布，拉平衣服、盖好被褥。整理用物，归还原处	5	未更换尿布 未整理用物	3 2
评价质量标准（10）	操作规范、熟练	5	不熟练	5
	语言流利，指导正确	2	交代不清	2
	工作态度认真，有爱婴观念	3	不认真	3

七、温箱使用法

项目	评分标准	得分	扣分标准	扣分
准备质量标准(15)	护士：着装整洁（衣、帽、鞋），洗手，戴口罩	4	衣帽鞋不整洁 不洗手 不戴口罩 操作戴首饰	1 1 1 1
	核对患儿床号、姓名，向患儿及家长作好解释	4	未核对 未解释	2 2
	使用温箱时的环境要求：调节室温（高于23℃），温箱避免放置在阳光直射、有对流风或取暖设备附近	2	未口述操作目的 未口述注意事项	1 1
	用物：婴儿温箱，铺好箱内婴儿床	5	未铺好婴儿床	5
操作质量标准(75)	检查温箱的性能、清洁、消毒温箱。将蒸馏水加入温箱水槽中至水位指示线，并加蒸馏水于湿化器水槽中	30	未检查性能 未清洁、消毒 未加蒸馏水	10 10 10
	接通电源，打开电源开关将预热温度调至28～32℃	10	预热温度不对	10
	根据干湿度计湿度读数，调整湿度控制旋钮，使箱内湿度应维持在55%～65%	10	湿度调节不对	10
	将患儿穿单衣或裹尿布后放置温箱内（口述使用温箱的条件），根据患儿体重及出生日龄调节适中温度。若保温不好，可加盖被，但勿堵住气孔。记录箱内的温湿度	25	使用温箱条件口述不正确 调节温度不正确 未记录箱内温湿度	10 10 5
评价质量标准(10)	操作规范、熟练	5	不熟练	5
	语言流利，指导正确	2	交待不清	2
	工作态度认真，有爱婴观念	3	不认真	3

八、取血标本法

项目	评分标准	得分	扣分标准	扣分
准备质量标准(15)	护士：着装整洁（衣、帽、鞋），洗手，戴口罩	4	衣帽鞋不整洁 不洗手 不戴口罩 操作戴首饰	1 1 1 1
	核对患儿床号、姓名，向患儿及家长作好解释	4	未核对 未解释	2 2
	口述环境要求：光线充足、安静，保持适宜温、湿度 口述操作目的	2	不口述环境要求 不口述操作目的	1 1

续表

项目	评分标准	得分	扣分标准	扣分
准备质量标准（15）	用物：治疗盘内一次性无菌注射器（5ml或10ml），无菌镊子及泡镊筒（盛消毒溶液）、2%碘酊、70%乙醇、干棉球、棉签、胶布、无菌手套、试管（抗凝剂试管、干燥试管、血培养瓶），做血培养应备酒精灯、火柴	5	缺或多一项	2
操作质量标准（75）	1. 颈外静脉穿刺 （1）认真核对申请检验项目、患儿姓名、床号，根据检验项目选择适当容器，化验单附联贴于试管上，备齐用物，放在治疗台上	3	未把化验单附联贴于试管上 未备齐用物放在治疗台上	2 1
	（2）按全身约束法包裹患儿，抱至治疗台上，患儿仰卧，头偏向一侧，肩齐台沿，肩下垫小枕，助手站于台旁，用两臂按住患儿身躯，两手扶着面颊与枕部（勿蒙住其口、鼻），使头部稍垂于治疗台边沿下，以充分暴露颈外静脉	15	未按全身约束法包裹患儿 体位不正确	5 10
	（3）操作者站在患儿头端，选穿刺点（即在下颌角和锁骨上缘中点连线之上1/3处），常规消毒穿刺部位皮肤后，戴无菌手套，操作者左手示指压迫颈外静脉近心端，右手持注射器沿血液回心方向，待患儿啼哭静脉显露最清晰时于颈外静脉外缘针头与皮肤呈30°角进针，有回血后固定针头，抽取所需血量拔针，用消毒干棉球压迫局部2～3分钟。助手托起患儿头部，安抚患儿，检查局部无出血后，送回病室。血标本送检	20	穿刺点定位不正确 进针角度不对 压迫时间不够 未安抚患儿	10 5 3 2
	2. 股静脉穿刺 （1）操作前准备工作同颈外静脉穿刺 （2）助手清洗患儿会阴部及腹股沟区皮肤，更换尿布，并用尿布包裹好会阴部，以免排尿时污染穿刺点	5	未清洗患儿会阴部及腹股沟区皮肤 未更换尿布	3 2
	（3）患儿仰卧，垫高穿刺侧臀部。助手站在患儿头端，用双肘及前臂约束患儿躯干及上肢，两手分别固定患儿两腿，使患儿大腿呈青蛙状，即外展、外旋，膝关节屈曲呈直角	8	体位不正确	8
	（4）操作者站在患儿足端，常规消毒穿刺部位皮肤及操作者左手示指。若采用垂直穿刺法，操作者左手示指在腹股沟中1/3与内1/3交界处触到股动脉搏动点，再次消毒穿刺点及术者手指，右手持注射器沿股动脉搏动点内侧0.3～0.5cm处垂直刺入，感觉无阻力见回血后固定，抽足所需血量后拔针。亦可采用斜刺法，在腹股沟下约1～3cm处，针头与皮肤呈45°角向股动脉搏动点内侧0.3～0.5cm处呈向心方向刺入，其余操作同垂直穿刺法	16	未常规消毒穿刺部位皮肤及操作者左手示指 股动脉搏动点定位不准确 未再次消毒 进针点不准确	4 4 4 4

续表

项目	评分标准	得分	扣分标准	扣分
操作质量标准(75)	(5)拔针后立即用消毒干棉球加压止血3～5分钟，确认无出血方可放松。将抽取的血液沿试管壁缓慢注入试管，送检	6	压迫止血时间不够 未将抽取的血液沿试管壁缓慢注入试管	4 2
	(6)安抚患儿，平整衣服，整理用物	2	未安抚患儿，整理用物	2
评价质量标准(10)	操作规范、熟练	5	不熟练	5
	语言流利，指导正确	2	交待不清	2
	工作态度认真，有爱婴观念	3	不认真	3

九、留尿标本法

项目	评分标准	得分	扣分标准	扣分
准备质量标准(15)	护士：着装整洁（衣、帽、鞋），洗手，戴口罩	4	衣帽鞋不整洁 不洗手 不戴口罩 操作戴首饰	1 1 1 1
	核对患儿床号、姓名，向患儿及家长作好解释	4	未核对 未解释	2 2
	口述环境要求：光线充足、安静，保持适宜温、湿度 口述操作目的	2	不口述环境要求 不口述操作目的	1 1
	用物：洁净尿瓶。留24小时尿标本清洁带盖广口集尿瓶1个（内放适量防腐剂）、橡皮管1条、胶布、尿布、尿液收集器（乳胶指套、阴茎套或集尿袋）、足部约束带2条	5	缺或多一项	2
操作质量标准(75)	1. 留取尿常规和培养标本法 （1）年长儿留尿标本法：按成人留尿方法，将洁净的尿瓶交给患儿，嘱其留晨尿，一般留取尿液20～50ml，贴上瓶签，送检	20	未按要求留尿 留取尿液太少 未贴瓶签	10 5 5

续表

项目	评分标准	得分	扣分标准	扣分
操作质量标准（75）	（2）婴幼儿留尿标本法：①备齐用物。检查留尿小瓶有无破损，瓶口是否光滑。将3条胶布按3等分贴于瓶颈，再用1条胶布绕瓶颈以固定3条胶布。②男婴将阴茎放在瓶内，瓶口应稍大以免卡住龟头，女婴将大阴唇分开，使瓶口对准尿道口。③将3条胶布分别贴在耻骨联合处、两大腿内侧。使小瓶呈下斜方向垂于尿道口下，用尿布托住，使之位置合适稳固，并将床头略抬高，使排尿时尿液流入瓶中。④随时观察留尿情况，收集成功后轻轻撕下胶布，取下小瓶贴上瓶签，送检。⑤排尿有规律的婴儿，母亲可将婴儿抱起把尿，操作者持广口洁净尿瓶接中段尿。若采取尿培养标本，应按导尿法清洁消毒尿道口及会阴部后，用试管夹夹住无菌标本瓶，接中段尿5ml，盖紧塞子，贴标签，送验（可口述）。⑥亦可用一次性尿液收集袋	30	1. 未检查留尿小瓶 2. 瓶颈胶布固定不正确 3. 男婴未将阴茎放在瓶内或女婴未将使瓶口对准尿道口 4. 固定小瓶不正确 5. 未贴瓶签 6. 尿培养标本未按导尿法清洁消毒尿道口及会阴部	5 5 5 5 5 5
	2. 留24小时尿标本法 （1）将清洁带盖广口集尿瓶贴上标签（床号、姓名、起止时间）并作交班。使患儿早晨7时排空膀胱、将尿弃去，然后开始留尿，直至次晨7时最后一次尿收回集尿瓶中 （2）将尿液收集器盲端处剪一孔，连接橡皮管（连接处用胶布固定之）。橡皮管下端放入带盖广口集尿瓶内，并保持在瓶盖下约3cm处，不可接触尿液面，尿瓶悬挂在床栏下，把尿液收集器开口对准尿道口并固定于婴儿会阴处，上身略垫高，以利排尿。必要时约束婴儿两足 （3）留尿完毕，洗净外阴部，更换尿布，将24小时尿总量记录在化验单上，混匀尿液，取100～200ml送检	25	带盖广口集尿瓶未贴标签 口述留尿方法及时间不正确 尿液收集器连接不正确 留尿完未洗净外阴部更换尿布 未将24小时尿总量记录在化验单上 未混匀尿液 送检尿量太少	2 5 5 1 4 5 3
评价质量标准（10）	操作规范、熟练	5	不熟练	5
	语言流利，指导正确	2	交待不清	2
	工作态度认真，有爱婴观念	3	不认真	3

十、留粪便标本法

项目	评分标准	得分	扣分标准	扣分
准备质量标准(15)	护士：着装整洁（衣、帽、鞋），洗手，戴口罩	4	衣帽鞋不整洁 不洗手 不戴口罩 操作戴首饰	1 1 1 1
	核对患儿床号、姓名，向患儿及家长作好解释	4	未核对 未解释	2 2
	口述环境要求：光线充足、安静，保持适宜温、湿度 口述操作目的	2	不口述环境要求 不口述操作目的	1 1
	用物：贴上标签的蜡纸标本盒或小瓶、棉签、钝头小玻璃吸管（末端带有橡皮球）、石蜡油，尿布	5	缺或多一项	2
操作质量标准(75)	直接用棉签在尿布上刮取异常粪便，放于标本盒中	30	未刮取异常粪便	30
	若粪便为液体状不易采取，可让患儿右侧卧位，臀部下垫尿布，操作者左手分开两侧臀部，暴露肛门，右手持小吸管末端，用拇指和示指捏紧橡皮球头，保持管端向下，以免污染橡皮球，头端涂石蜡油后，轻轻插入肛门约 3cm，放松橡皮球，即可见粪便流入管内，随即拔出吸管，将大便注入标本瓶中送检	45	未侧卧位 未臀部下垫尿布 小吸管头端未涂石蜡油 轻轻插入肛门太浅 未保持管端向下	10 5 10 10 10
评价质量标准(10)	操作规范、熟练	5	不熟练	5
	语言流利，指导正确	2	交待不清	2
	工作态度认真，有爱婴观念	3	不认真	3

十一、头皮静脉输液法

项目	评分标准	得分	扣分标准	扣分
准备质量标准(15)	护士：着装整洁（衣、帽、鞋），洗手，戴口罩	4	衣帽鞋不整洁 不洗手 不戴口罩 操作戴首饰	1 1 1 1
	核对患儿床号、姓名，向患儿及家长作好解释	4	未核对 未解释	2 2
	口述环境要求：光线充足、安静，保持适宜温、湿度 口述操作目的	2	不口述环境要求 不口述操作目的	1 1

续表

项目	评分标准	得分	扣分标准	扣分
准备质量标准（15）	用物： 1. 输液器、液体及药物 2. 治疗盘　内置皮肤消毒液、棉签、弯盘、胶布，无菌巾内放已吸入生理盐水或10%葡萄糖10ml的注射器、棉球、硅胶管头皮针 3. 其他物品　污物杯、剃刀、毛刷、肥皂、纱布、油布及治疗巾、输液架，必要时备约束用品	5	缺一项	1
操作质量标准（75）	备齐用物带至床旁，进行查对	2	未核对	2
	患儿仰卧或侧卧，头垫小枕，助手站于患儿足端，固定其肢体、头部。必要时采用全身约束法	3	未固定肢体、头部	3
	操作者立于患儿头端，必要时剃去局部头发，仔细选择静脉，70%乙醇消毒皮肤，再次查对	10	未选择静脉 未消毒 未再次核对	2 6 2
	注射器抽取生理盐水接上头皮针，排尽空气。操作者以左手拇指、示指分别固定静脉两端皮肤，右手持针，在距静脉最清晰点向后移0.3cm处将针头近似平行刺入头皮，然后沿静脉向心方向穿刺	25	未排气 未固定静脉两端皮肤 进针角度不对 穿刺方向不对	6 7 6 6
	当针头刺入静脉时阻力减小，有落空感同时有回血，再进针少许。血管细小或充盈不全常无回血，可用注射器轻轻抽吸，亦可推入极少量液体如局部无隆起，推之畅通无阻，即证实穿刺成功，缓慢推注液体	25	未见回血 见回血时未再进针少许 未证实穿刺成功	9 8 8
	固定方法同成人周围静脉输液法。注意用消毒纱布盖好针梗露出部分及穿刺点。取下注射器（针头不动）接上输液器，调节好输液速度，查对。填写并挂好观察卡，必要时约束患儿双上肢	5	固定不对 未调节滴速	3 2
	整理用物，洗手	2	未整理用物、洗手	2
	输液完毕，轻轻取下胶布，关闭调节器，将针头拔出，用无菌棉球压迫片刻后以胶布固定	3	未关闭调节器 未用无菌棉球压迫	1 2
评价质量标准（10）	操作规范、熟练	5	不熟练	5
	语言流利，指导正确	2	交待不清	2
	工作态度认真，有爱婴观念	3	不认真	3

十二、婴幼儿灌肠法

项目	评分标准	得分	扣分标准	扣分
准备质量标准(15)	护士：着装整洁（衣、帽、鞋），洗手，戴口罩	4	衣帽鞋不整洁 不洗手 不戴口罩 操作戴首饰	1 1 1 1
	核对患儿床号、姓名，向患儿及家长作好解释	4	未核对 未解释	2 2
	口述环境要求：光线充足、安静，保持适宜温、湿度 口述操作目的	2	不口述环境要求 不口述操作目的	1 1
	用物： 1. 治疗盘　内置灌肠筒、玻璃接头、肛管、血管钳、大油布、大毛巾、治疗巾、弯盘、棉签、卫生纸、润滑剂、量杯、水温计 2. 输液架、便盆、尿布4块。冬季准备毛毯用于保暖 3. 灌肠液　常用0.1%～0.2%的肥皂水、生理盐水，溶液温度为39～41℃，用于降低体温时为28～32℃；镇静时可用10%水合氯醛；治疗肠道感染时，可用2%小檗碱（黄连素）或0.5%～1.0%新霉素等，用量按医嘱	5	缺一项	1
操作质量标准(75)	备齐用物携至床旁，嘱患儿排尿，挂灌肠筒于输液架上，灌肠筒底距离床褥约30～40cm	10	未嘱咐患儿排尿 灌肠筒底距离床褥距离不适宜	5 5
	将枕头竖放，使其厚度与便盆高度相等，下端放便盆	5	枕头的厚度不适宜 下端未放便盆	3 2
	将大油布和治疗巾上端盖于枕头上，下端放于便盆之下防止污染枕头及床单	5	未铺油布 下端未放于便盆之下防止污染枕头及床单	3 2
	用大毛巾包裹约束患儿双臂后使其仰卧于枕头上，臀部放在便盆宽边上。解开尿布，如无大小便则用尿布垫在臀部与便盆之间，两腿各包裹一块尿布分别放在便盆两侧	5	未约束患儿 患儿体位不合适 未在臀部与便盆之间垫尿布 两腿未包裹一块尿布	1 2 1 1
	连接肛管并润滑其前端，排尽管内气体，用血管钳夹紧橡胶管，将肛管轻轻插入直肠（婴儿2.5～4cm，儿童5～7.5cm）后固定，再用一块尿布覆盖在会阴部之上以保持床单的清洁	15	肛管前端未润滑 未排尽管内气体 未用血管钳夹紧橡胶管 肛管插入直肠长度不适宜 未用尿布覆盖在会阴部之上	3 3 3 5 1
	松开血管钳，使液体缓缓流入，护士一手始终扶持肛管，同时观察患儿一般状况及灌肠液下降速度	15	未及时松开血管钳 未始终扶持肛管 未观察患儿一般状况及灌肠液下降速度	3 7 5

续表

项目	评分标准	得分	扣分标准	扣分
操作质量标准（75）	灌毕夹紧肛管，用卫生纸包裹后轻轻拔出，放入弯盘内。若需保留灌肠液，可轻轻夹紧小儿两侧臀部数分钟	10	灌毕夹紧肛管 未用卫生纸包裹后拔出 未口述保留灌肠需夹紧小儿两侧臀部数分钟	3 3 4
	协助排便，擦净臀部，取出便盆，为小婴儿系好尿布并包裹，使其舒适	5	未协助排便 未给婴儿系好尿布并包裹	3 2
	整理用物、床单位、洗手，记录灌肠情况	5	未整理用物、床单位、洗手 未记录灌肠情况	2 3
评价质量标准（10）	操作规范、熟练	5	不熟练	5
	语言流利，指导正确	2	交待不清	2
	工作态度认真，有爱婴观念	3	不认真	3

十三、光照疗法

项目	评分标准	得分	扣分标准	扣分
准备质量标准（15）	护士：着装整洁（衣、帽、鞋），洗手，戴口罩	4	衣帽鞋不整洁 不洗手 不戴口罩 操作戴首饰	1 1 1 1
	核对患儿床号、姓名，向患儿及家长作好解释	4	未核对 未解释	2 2
	口述操作目的	2	不口述操作目的	2
	用物：蓝光箱、患儿护眼罩、长条尿布、尿布带、胶布、工作人员用墨镜等	5	缺一项	1
操作质量标准（75）	清洁光疗箱，箱内湿化器水箱内加水至2/3满	15	未清洁光疗箱 湿化器水箱内加水太少	8 7
	接通电源，检查灯管亮度，并使箱温升至患儿适中温度（30～32℃），相对湿度达55%～65%	15	未检查灯管亮度 箱内温度、相对湿度不适宜	7 8
	入箱前患儿清洁皮肤，禁忌在皮肤上涂粉和油类；剪短指甲、防止抓破皮肤。测量患儿体温，必要时测体重，取血检测血清胆红素水平	15	入箱前患儿未清洁皮肤 在皮肤上涂粉和油类 未测量患儿体温	7 4 4
	将患儿全身裸露，用尿布遮盖会阴部，男婴注意保护阴囊。佩戴护眼罩，抱入已预热好的光疗箱中，记录入箱时间	15	未用尿布遮盖会阴部 未佩戴护眼罩 未记录入箱时间	7 6 2
	出箱前，先将包裹用衣服预热，再给患儿穿好，切断电源，除去护眼罩，抱回病床，并作好各项记录如出箱时间、生命体征等	15	未把包裹用衣服预热 未穿好衣服后切断电源 未作好各项记录	5 5 5

续表

项目	评分标准	得分	扣分标准	扣分
评价质量标准（10）	操作规范、熟练	5	不熟练	5
	语言流利，指导正确	2	交待不清	2
	工作态度认真，有爱婴观念	3	不认真	3

十四、配　乳　法

项目	评分标准	得分	扣分标准	扣分
准备质量标准（15）	护士：着装整洁（衣、帽、鞋），洗手，戴口罩	4	衣帽鞋不整洁 不洗手 不戴口罩 操作戴首饰	1 1 1 1
	核对患儿床号、姓名，向患儿及家长作好解释	4	未核对 未解释	2 2
	口述环境要求：配乳室；要求室内光线充足，空气新鲜，保持整齐、清洁，有防蝇防尘设备，设有配乳桌、大水池、洗刷瓶子用的大盆、消毒柜、箱（或蒸笼）、各种容器（锅、壶等）、冰箱及存放配乳用具的柜子 口述操作目的	2	不口述环境要求 不口述操作目的	1 1
	用物：乳瓶、瓶筐、配乳卡、床号牌、天平秤、大量杯、漏斗、搅拌棒、汤匙、消毒纱布、鲜牛乳或全脂乳粉或婴儿配方乳粉、白糖、温开水、滴管、10%乳酸溶液及广口容器	5	缺一项	1
操作质量标准（75）	1. 普通牛乳配制法 （1）核对：核对配乳卡日期、病室、床号、姓名、乳液种类、每次喂乳量及时间。计算出全日所需要的牛乳、糖及水量 （2）称量、配乳：称出所需的全日糖量，用量杯准确地量出所需水量及牛乳量，分别倾注于广口容器内并混合均匀。如为全脂奶粉，则按重量比1∶8（1g奶粉加8g水）；或按容积比1∶4（1匙奶粉加4匙水），加开水后调成乳汁，其成分与鲜牛乳相似 （3）分装乳液：按小儿一日哺乳的次数排列乳瓶，挂上床号牌（床号牌上应注明床号、姓名、每次乳量及时间）。用量杯准确地量出每次的乳量，再将漏斗置于乳瓶口上，将乳液倾倒于瓶内，盖好瓶盖，放于瓶筐内 （4）消毒备用：将装有乳汁的乳瓶及瓶筐，一起置于消毒锅内，加冷水入锅，水位至乳瓶高的1/3处，加热煮沸后蒸20分钟。然后将乳瓶取出，待凉后放于冰箱内备用。配乳用具消毒后存放于橱柜中备用	40	未计算出全日所需的牛乳、糖及水量 未操作按重量配乳 未操作按容量配乳 分装乳液时未挂上床号牌 每次的乳量测量不准确 消毒锅内的冷水不够多 加热煮沸的时间不够	6 6 6 5 5 6 6

续表

项目	评 分 标 准	得分	扣 分 标 准	扣分
操作质量标准(75)	2. 酸乳配制法　先将乳液煮沸消毒，冷却至40℃后，用滴管吸取所需酸溶液，慢慢加入，边加边搅拌，使其形成均匀而细小的凝块	20	未冷却至40℃后 未形成均匀而细小的凝块 形成均匀而细小的凝块后仍加酸	7 6 7
	3. 脱脂牛乳配制法　将牛乳煮沸后静置于广口容器内冷却8～12小时，除去浮在表面的乳皮（脂肪），反复2～3次，即成脱脂乳，喂前再加糖煮沸（口述）	15	未口述牛乳煮沸后冷却时间 未口述反复2～3次 未口述喂前再加糖煮沸	5 5 5
评价质量标准(10)	操作规范、熟练	5	不熟练	5
	语言流利，指导正确	2	交待不清	2
	工作态度认真，有爱婴观念	3	不认真	3

十五、乳瓶喂乳法

项目	评 分 标 准	得分	扣 分 标 准	扣分
准备质量标准(15)	护士：着装整洁（衣、帽、鞋），洗手，戴口罩	4	衣帽鞋不整洁 不洗手 不戴口罩 操作戴首饰	1 1 1 1
	核对患儿床号、姓名，向患儿及家长作好解释	4	未核对 未解释	2 2
	口述操作目的	2	未口述操作目的	2
	用物：已装牛乳的乳瓶，无菌乳头、饭巾、托盘、镊子、记录单	5	缺一项	1
操作质量标准(75)	核对：温好乳液，并检查有否变质，核对床号、姓名、乳液种类和乳量	5	未检查乳汁是否变质 未核对	3 2
	选择奶嘴：用镊子选择大小合适的无菌奶嘴（1～3个月小儿可选用在乳瓶倒置时，乳液能一滴一滴地流出，两滴之间稍有间隔为宜；4～6个月可选用乳液能连续滴出的乳头；6个月以上应选用乳液呈线状流出的奶嘴）。按无菌操作套在瓶口上	10	奶嘴选择不合适 未按无菌操作套在瓶口	5 5
	更换尿布：再次核对小儿，更换尿布后洗手	10	未再次核对 未更换尿布	5 5
	安置体位：抱起小儿，围好饭巾，护士坐在凳上，使小儿头部枕于操作者左臂上呈半卧位；不宜抱起者，应使小儿取侧卧位，并将头部抬高，以防溢乳呛入气管	10	未抱起小儿 体位不适宜	5 5

续表

项目	评分标准	得分	扣分标准	扣分
操作质量标准(75)	测试乳液温度：操作者右手将乳瓶倒转，滴1～2滴乳液于手背部或手臂内侧，以温热（40℃左右）不烫手为宜	10	未测试温度或测试方法不对	10
	喂乳：倾斜乳瓶，使乳液充满整个奶嘴，使其含住奶嘴吸吮。随时观察小儿的面色、呼吸等情况，及时擦拭嘴边溢出的乳液	10	乳液未充满整个奶嘴 未随时观察小儿	5 5
	拍背驱气：喂毕将小儿抱起伏于肩上，轻拍其背部，使咽下的空气排出，将小儿放回床上，取右侧卧位	10	未竖抱排气 未取侧卧位	5 5
	整理：整理用物，倒掉剩余乳液，冲洗乳瓶及奶嘴后煮沸消毒10～15分钟。记录哺喂情况及进乳量	10	未倒掉剩余乳液 未将奶具洗净消毒 未记录哺喂情况	3 3 4
评价质量标准(10)	操作规范、熟练	5	不熟练	5
	语言流利，指导正确	2	交待不清	2
	工作态度认真，有爱婴观念	3	不认真	3

（高 凤）

下篇

学习指导

第一章　绪　论

一、重点与难点

（一）儿科护理学的范围

儿科护理学是一门研究小儿生长发育规律、儿童保健、小儿疾病防治和护理，以促进儿童身心健康的护理科学。一切涉及小儿时期健康和卫生的问题都属于儿科护理学的范围，从年龄范围来说，应从精卵细胞结合起至青少年时期。

（二）儿科护理学的特点

小儿时期处于不断生长发育的过程中，不论在解剖、生理、病理、免疫、疾病诊治、心理社会、临床表现、治疗、护理等各方面均与成人有许多不同之处，且各年龄期的小儿之间也存在差异，如新生儿可从母体获得 IgG，故生后 6 个月内患某些传染病的机会较少，但 6 个月后，来自母体的 IgG 浓度下降，而自行合成 IgG 的能力一般要到 6～7 岁时才能达到成人水平。由于母体 IgM 不能通过胎盘，故新生儿血清 IgM 浓度低，易发生革兰阴性细菌感染；婴幼儿期 SIgA 缺乏，易发生呼吸道及胃肠道感染。

在护理工作中必须针对小儿的心理和生理特点采取相应的护理措施。如我们护理人员不仅要使病房环境舒适，更要主动关怀、多接触患儿并与之建立良好的关系，使患儿感到与在家一样受到重视和爱护。护士在进行各种处置之前，应在患儿能理解的基础上，耐心地讲清目的、方法，以取得其合作，切勿采用强制、恐吓、说谎等不恰当的方法。

在护理工作中应以小儿及其家庭为中心，重视不同年龄阶段小儿的特点，关注小儿家庭成员的心理感受和服务需求，为小儿及其家庭提供预防保健、健康指导、疾病护理和家庭支持等服务。

（三）小儿年龄分期及各期特点

1. 胎儿期　从卵子和精子结合、新生命开始到小儿出生称为胎儿期，约 40 周。最初 8 周为胚胎期，是小儿生长发育十分重要的时期，如受内外不利因素影响，则可导致流产或各种先天性畸形。8 周后至出生为胎儿期，各器官进一步增大，发育逐渐完善，胎儿迅速长大，因此应加强胎儿期孕妇的营养。

2. 新生儿期　从出生后脐带结扎时起至生后满 28 天，称新生儿期。新生儿时期不仅发病率高，死亡率也高，故此期应加强保暖、喂养及预防感染等护理措施。从妊娠 28 周至生后 1 周，又称围生期。此期关系着母婴健康，儿科与产科护理应紧密相连，共同做好围生期保健。

3. 婴儿期　出生后到满 1 周岁之前为婴儿期。此期小儿生长发育迅速，消化、吸收功能尚不完善，易发生消化功能紊乱或营养缺乏症。此外，在6个月以后易患各种传染病。故此期的保健重点是合理营养，按免疫程序做好预防接种。

4. 幼儿期 1周岁后到满3周岁之前为幼儿期。幼儿期应注意防止意外创伤和中毒，注意早期教育、预防疾病及合理喂养。

5. 学龄前期 3周岁后到入学前（6～7周岁）为学龄期。对此期儿童应注意加强学前教育；也易发生意外事故、易患感染性及传染性疾病，患免疫性疾病（如急性肾炎、风湿热等）的机会开始增多，应做好预防保健。

6. 学龄期 自6～7周岁始至青春期（女12岁、男13岁）开始之前为学龄期。此期应注意用眼、口腔卫生，以防近视、龋齿等。培养正确的坐、立、行姿势，以防止脊柱畸形的发生。

7. 青春期 女孩从11～12岁开始到17～18岁，男孩从13～14岁开始到18～20岁称青春期。此期特点是体格生长发育再度加速，生殖系统发育增快，并逐渐成熟。青春期神经内分泌调节不稳定。除保证充足的营养，加强体格锻炼外，还应及时进行生理、心理卫生和性知识的教育。

（四）儿科护士的角色与素质要求

儿科护士的角色是护理活动的执行者、护理计划者、健康教育者、健康协调者、健康咨询者、患者代言人和护理研究者。护士的素质包括思想道德素质、职业素质、科学素质与身体心理素质等。

二、测 试 题

A_1 型题

1. 我国儿科工作者研究的对象是（　　）

A. 从妊娠28周至青少年时期　　B. 从精卵细胞结合至青春期
C. 从初生至14周岁　　D. 从出生至青少年时期
E. 从新生儿期至青春期

2. 小儿IgG达成人水平的年龄是（　　）

A. 2～3岁　　B. 3～5岁　　C. 5～6岁
D. 6～7岁　　E. 7～9岁

3. 造成婴幼儿易患呼吸道感染的主要原因是（　　）

A. 血清中IgA缺乏　　B. 分泌型IgA缺乏
C. 血清中IgG缺乏　　D. 血清中IgM缺乏
E. 细胞免疫功能低下

4. 不同年龄小儿具有独特的临床表现，下列说法**错误**的是（　　）

A. 患儿不能准确诉说病情
B. 疾病诊断要靠细致的临床观察
C. 疾病诊断要有必要的辅助检查
D. 小儿起病常表现为由轻到重
E. 小儿思维不能与成人的思维等同

5. 当患儿同时存在几个护理诊断时，护士应首先考虑的是（　　）

A. 自我实现的需要　B. 自尊与被尊重的需要　C. 爱与归属的需要
D. 安全的需要　E. 生理的需要

6. 胎儿期是指（C）
A. 受精后的 39 周　B. 受精后的 38 周
C. 受精后的 270 天　D. 从受精至分娩前，约 40 周
E. 受精后的 28 周

7. 新生儿期指的是（　）
A. 从孕期 28 周至生后 28 天内　B. 从孕期 28 周至生后 1 个月内
C. 从出生至生后 28 天内　D. 从出生至生后 30 天内
E. 从出生至生后 3 个月内

8. 婴儿期是指（　）
A. 出生后到 1 岁　B. 出生后到 2 岁
C. 出生后到 10 个月　D. 出生后 28 天到 1 周岁
E. 出生后 28 天到 10 个月

A_2 型题

9. 患儿，男，3 个月，他母亲问护士，哪种免疫球蛋白可以从母体通过胎盘传给胎儿，护士的回答是（　）
A. IgA　B. SIgA　C. IgM
D. IgG　E. IgE

10. 患儿，女，4 个月，她母亲问护士，在妊娠哪一时期，对母亲的**不利**因素最容易造成胎儿畸形，护士的回答是（　）
A. 妊娠 2～12 周　B. 妊娠 12～20 周　C. 妊娠 20～28 周
D. 妊娠 28～34 周　E. 妊娠 34～40 周

11. 患儿，女，4 个月，护士在对其家长进行建康教育时应告知，小儿生长发育最快的时期为（　）
A. 新生儿期　B. 婴儿期　C. 幼儿期
D. 学龄前期　E. 学龄期

12. 患儿，女，15 个月，护士在对其家长进行建康教育时应告知，小儿最易发生意外伤害的年龄为（　）
A. 新生儿期　B. 婴儿期　C. 幼儿期
D. 学龄前期　E. 学龄期

13. 患儿，女，13 个月，护士在对其家长进行建康教育时，小儿家长说的哪一项不是幼儿期的特点（　）
A. 体格发育速度较婴儿期减慢
B. 中枢神经系统发育也渐减慢
C. 语言、动作及心理方面发展较慢
D. 前囟闭合，乳牙出齐
E. 能控制大小便

三、测试题参考答案

1. B　2. D　3. B　4. D　5. E　6. D　7. C　8. A　9. D
10. A　11. B　12. C　13. C

(黄力毅)

第二章　生长发育

一、重点与难点

（一）生长发育的规律及影响因素

生长是指小儿身体各器官、系统的体积和形态变化；发育是指细胞、组织、器官分化逐渐完善和功能逐渐成熟。两者紧密相连，不可分割。

生长发育的一般规律包括：连续性与阶段性、各系统器官发育不平衡、顺序规律（由上到下、由近到远、由粗到细、由简单到复杂、由低级到高级）及个体差异。影响生长发育的因素包括：遗传、性别、营养、疾病、孕母情况和生活环境。

（二）体格发育及评价

1. 体重　体重是身体器官、系统、体液的总重量。是衡量小儿体格生长和营养状况的重要指标，也是决定临床补液量和给药量的重要依据。新生儿出生时平均体重为3kg，1周岁时婴儿体重约为出生时的3倍(9kg)，2岁时体重约为出生时的4倍(12kg)。可按以下公式粗略估计小儿体重：

1～6个月：体重(kg)＝出生时体重(kg)＋月龄×0.7(kg)

7～12个月：体重(kg)＝6(kg)＋月龄×0.25(kg)

2岁到青春前期：体重(kg)＝年龄×2＋8(kg)

2. 身高（长）　身高（长）是指头顶到足底的全身长度，是反映骨骼发育的重要指标。新生儿出生时平均身长为50cm，1周岁时约75cm，2岁时身长约85cm。2～12岁小儿身高（长）可按下列公式粗略计算：身高(长)(cm)＝年龄×6＋77(cm)

3. 头围　自眉弓上缘经枕后结节绕头1周的长度为头围。正常新生儿头围平均为34cm，1周岁时头围为46cm；2岁时约为48cm；5岁时为50cm。监测头围，以生后头2年最有价值，较小的头围常提示脑发育不良；头围增长过快则提示脑积水。

4. 胸围　胸围是平乳头下缘绕胸1周的长度。新生儿胸围平均为32cm；1岁左右胸围与头围相等；1岁以后胸围应逐渐超过头围，其差数（cm）约等于其岁数减1。

5. 前囟　为顶骨和额骨边缘交界处形成的菱形间隙，出生时对边中点连线的距离约1.5～2.0cm，至1～1.5岁时闭合。前囟早闭或过小见于头小畸形；迟闭或过大见于佝偻病、先天性甲状腺功能减退症等；前囟饱满提示颅内压增高，是婴儿脑水肿、脑膜炎及脑炎的重要体征；而前囟凹陷则常见于脱水或极度消瘦的患儿。

6. 牙齿　小儿出生时无牙。一般于6个月（4～10个月）左右乳牙开始萌出，12个月尚未出牙者可视为异常，乳牙于2～2.5岁出齐。2岁以内小儿的乳牙数目约等于月龄减 4～6。佝偻病、甲状腺功能减低症等患儿出牙延迟。

（三）神经心理发育及评价

1. 感知觉的发育　新生儿已有视觉感应功能，至 2 个月起可协调地注视物体，3～4 个月时爱看自己的手，可追寻人或活动着的玩具，见到母亲表示喜悦。18 个月时能区别各种形状；5 岁时能区别颜色；6 岁时视深度已充分发育，视力达 1.0。

新生儿出生 3～7 日后听觉已相当良好；3～4 个月时头可转向声源，听到悦耳声音时会微笑；6 个月时对父母言语有清楚的反应，7～9 个月时能确定声源，区别言语的意义；1 岁时能听懂自己的名字；2 岁时可精确地区别不同声音；4 岁时听觉发育完善。

2. 运动功能的发育　小儿 3 个月时抬头较稳，4 个月时抬头很稳并能自由转动。6 个月时能双手向前撑住独坐；8 个月时能坐稳并能左、右转身；8～9 个月时可用上肢向前爬；5～6 个月扶立时双下肢可负重，并上、下跳动；9 个月时可扶物站立；11 个月时可独自站立片刻；15 个月可独自走稳；18 个月时已能跑及倒退行走；2 岁时能并足跳。

新生儿两手握拳很紧，3～4 个月时握持反射消失，可自行玩手，开始有意识地取物；6～7 个月时能独自摇摆或玩弄小物体，出现换手与捏、敲等探索性动作；9～10 个月时可用拇、示指拾物；12～15 个月时学会用匙；18 个月时能叠 2～3 块方积木；2 岁时可叠 6～7 块方积木；3 岁时在成人的帮助下穿衣服；4 岁时能独自穿、脱简单衣服。

3. 言语的发育　言语准备阶段：6 个月时出现辅音，7～8 个月能发“ba　ba”、“ma　ma”等语音；言语理解阶段：9 个月小儿能理解几个较复杂的词句，“再见”、“把手给我”等；10 个月左右小儿能有意识地喊“爸爸”、“妈妈”等；言语表达阶段：一般 1 岁开始会说单词，后可组成句子；小儿在 1 岁时能听懂自己的名字、还能叫出物品的名称；2 岁时能说出自己身体各部分，如手、足等，能讲 2～3 个字的词组。

二、测 试 题

A_1 型题

1. 下列哪项叙述**不符合**儿童生长发育的规律（　　）
   A. 生长发育遵循一定规律
   B. 有一定的个体差异性
   C. 生长发育是一个连续过程
   D. 受遗传和环境因素的影响
   E. 各系统器官发育的速度是一致的
2. 小儿生长发育顺序的规律，下列哪项正确（　　）
   A. 先下后上　B. 先慢后快　C. 由远到近
   D. 由简单到复杂　E. 由细到粗
3. 儿童时期哪个系统发育最晚（　　）
   A. 呼吸系统　B. 生殖系统　C. 神经系统
   D. 循环系统　E. 淋巴系统
4. 以下哪个是反映小儿生长发育，尤其是反映营养状况的重要指标（　　）
   A. 身高　B. 头围　C. 胸围

D. 体重　　E. 皮下脂肪

5. 关于小儿各期体重的指标，下列陈述哪项是**错误**的（　　）

A. 正常产新生儿出生时体重约为 3kg

B. 出生前半年平均每月增加 0.7kg；后半年平均每月增加 0.4kg

C. 1 周岁时体重平均约为出生体重的 2 倍

D. 2 周岁时体重平均约为出生体重的 4 倍

E. 2～12 岁期间的体重推算公式是：年龄×2＋8

6. 5 岁小儿平均体重约为（　　）

A. 14kg　　B. 16kg　　C. 18kg

D. 20kg　　E. 22kg

7. 反映骨骼发育的重要指标是（　　）

A. 身长　　B. 体重　　C. 囟门闭合情况

D. 出牙时间　　E. 头围与胸围比例

8. 正常小儿前囟闭合的年龄是（　　）

A. 2～6 个月　　B. 6～12 个月　　C. 12～18 个月

D. 18～24 个月　　E. 24～30 个月

9. 有关小儿前囟的描述，哪项是**错误**的（　　）

A. 出生时为 1.5～2.0cm（两对边中点连线）

B. 生后数月随头围增大而略增大

C. 至 1～1.5 岁时闭合

D. 前囟饱满、紧张、隆起表示颅内压增高

E. 前囟闭合过迟见于小头畸形

10. 正常小儿的头围与胸围大致相等的年（月）龄是（　　）

A. 4 个月时　　B. 8 个月时　　C. 1 岁时

D. 2 岁时　　E. 3 岁时

11. 1 岁小儿发育指标，下列哪组属正常（　　）

A. 体重 7.5kg，身长 72cm，头围 44cm，胸围 45cm

B. 体重 7.5kg，身长 75cm，头围 45cm，胸围 45cm

C. 体重 8.0kg，身长 75cm，头围 46cm，胸围 46cm

D. 体重 9.0kg，身长 75cm，头围 46cm，胸围 46cm

E. 体重 9.6kg，身长 80cm，头围 48cm，胸围 48cm

12. 2 岁以内小儿乳牙总数可按下列哪个公式推算（　　）

A. 月龄－(1～3)　　B. 月龄－(2～4)　　C. 月龄－(3～5)

D. 月龄－(4～6)　　E. 月龄－(5～7)

13. 正常小儿乳牙完全出齐的时间为（　　）

A. 1.5～2 岁　　B. 2～2.5 岁　　C. 2.5～3 岁

D. 3～3.5 岁　　E. 3.5～4 岁

14. 符合 3 个月小儿发育的动作行为是（　　）

A. 会爬 B. 能坐 C. 直立时能抬头
D. 用手握持玩具 E. 扶腋下能站直

15. 按运动功能的发育规律，小儿起坐的年龄一般为（ ）
A. 1～3 个月 B. 3～5 个月 C. 5～7 个月
D. 7～9 个月 E. 9～11 个月

16. 正常小儿能发两个单音（如“妈妈”）的年龄一般为（ ）
A. 4～5 个月 B. 5～6 个月 C. 7～9 个月
D. 10～12 个月 E. 1～1 岁半

17. 正常小儿能用简单的语言表达自己需要的年（月）龄是（ ）
A. 4～8 个月 B. 8～12 个月 C. 1.5～2 岁
D. 3 岁 E. 4 岁

18. 下列哪项心理沟通方式适用于护士护理婴儿（ ）
A. 适时鼓励 B. 因势利导 C. 多做游戏
D. 社会交流 E. 搂抱与抚摸

A_2 型题

19. 患儿男，10 个月，因畏食来院求医，护士应首先为其检查（ ）
A. 身高 B. 坐高 C. 体重
D. 乳牙 E. 骨骼发育

20. 患儿男，出生时体重为 3.2kg，生后 6 个月的体重按公式计算约为（ ）
A. 6.0kg B. 6.2kg C. 6.8kg
D. 7.0kg E. 7.4kg

21. 一健康男孩，体重 18kg，身长 100cm。其年龄约为（ ）
A. 2 岁 B. 3 岁 C. 4 岁
D. 5 岁 E. 6 岁

22. 患儿女，体重 9.2kg，身长 75cm，头围 46cm，胸围 46cm，牙齿 8 枚，其年龄约为（ ）
A. 8 个月 B. 10 个月 C. 12 个月
D. 14 个月 E. 16 个月

23. 3 岁小儿身高 90cm，体重 14kg，牙齿 20 枚，腕部骨化中心 4 个，可考虑为（ ）
A. 肥胖症 B. 佝偻病 C. 呆小病
D. 正常 E. 营养不良

24. 患儿男，2 岁，头围经测量为 52 cm，应考虑下述哪种疾病（ ）
A. 脑积水 B. 营养不良 C. 脑发育不全
D. 佝偻病 E. 呆小病

25. 患儿女，4 个月，来儿保门诊检查，可认为发育异常的情况是（ ）
A. 乳牙未萌出 B. 头尚不能抬起
C. 拥抱反射消失 D. 不能伸手取物

E. 前囟未闭，1.5cm×2cm

26. 正常婴儿，可扶腋行走，用手握物，会发单音，会伸手取物，最可能的年龄是（　）

A. 2个月　B. 3个月　C. 4个月
D. 5个月　E. 6个月

27. 患儿男，8个月。体格、智能发育正常，此期小儿心理发展的特征是（　）

A. 能确认自我认同感　B. 表现出明显的自主性
C. 与父母建立良好的依赖关系　D. 有丰富的想象力及进取精神
E. 具有很好的发展勤奋的个性

28. 患儿，男，3岁，常向家长执意表达自己的需要，其心理发展特征是（　）

A. 能克服自卑感　B. 集体意识很强
C. 个性已经形成　D. 有明显的自主性
E. 具有独立解决问题的能力

29. 正常婴儿，体重7.2kg，能独坐一会儿，能用手摇玩具，能辨认陌生人和熟人，最可能的年龄是（　）

A. 2个月　B. 3个月　C. 4个月
D. 5个月　E. 6个月

30. 患儿，男，2岁，神志清楚，二便正常，体格检查：头围48cm，胸围49cm，身长85cm，该小儿的体重是（　）

A. 6kg　B. 8kg　C. 10kg
D. 12kg　E. 14kg

A_3/A_4 型题

（31～33题共用题干）

患儿，男，1岁2个月，到医院体检，体重9.2kg，身高78cm，头围46cm，囟门尚未关闭。

31. 家长十分着急，询问护士小儿囟门关闭最迟的时间，回答是（　）

A. 12个月　B. 14个月　C. 16个月
D. 18个月　E. 20个月

32. 小儿囟门关闭延迟常见的原因是（　）

A. 脑萎缩　B. 头小畸形
C. 脑发育不良　D. 胆红素脑病
E. 维生素D缺乏性佝偻病

33. 护士给予的正确指导是（　）

A. 暂停户外活动　B. 增加脂肪供给　C. 增加蛋白质供给
D. 增加户外活动　E. 预防交叉感染

（34～36题共用题干）

患儿男，8岁，参加学校的体能训练，为了了解其身体发育情况，对其进行相关指标测量。

34. 按生长发育公式，此年龄儿童的体重为（ ）

A. 18kg　　B. 20kg　　C. 24kg

D. 28kg　　E. 30kg

35. 按生长发育公式，此年龄儿童的身长应是（ ）

A. 100cm　　B. 126cm　　C. 140cm

D. 150cm　　E. 155cm

36. 此阶段儿童应注意保护视力，书本和眼睛的距离正确的是（ ）

A. 1尺左右　　B. 1.5尺左右　　C. 1.8尺左右

D. 2尺左右　　E. 2尺以上

三、测试题参考答案

1. E　2. D　3. B　4. D　5. C　6. C　7. A　8. C　9. E

10. C　11. D　12. D　13. B　14. C　15. C　16. C　17. C　18. E

19. C　20. E　21. D　22. C　23. D　24. A　25. B　26. D　27. C

28. D　29. E　30. D　31. D　32. E　33. D　34. C　35. B　36. A

（黄力毅）

第三章 健康小儿的一般护理

一、重点与难点

（一）不同年龄阶段小儿的护理

1．新生儿期的护理　应做好新生儿访视，一般1个月内进行新生儿家庭访视4次。分别是初访、周访、半月访、满月访；新生儿房间应阳光充足，空气清新，通风良好。室温保持于22～24℃，相对湿度为55%～65%。宣传母乳喂养的优点，哺乳的方法和技巧。指导家长观察新生儿的一般情况，应每日沐浴。按时接种卡介苗和乙肝疫苗。新生儿出生2周后给予口服维生素D预防佝偻病。防止新生儿窒息。反复的视觉和听觉等感觉综合训练，应鼓励父母与新生儿的互动中积极建立情感联结。

2．婴儿期的护理　4～6个月以内婴儿宜采用母乳喂养。对4个月以上婴儿按时添加辅助食品。6个月前每天睡眠15～20个小时，1岁时每日睡眠15～16个小时。每日带婴儿进行户外活动，呼吸新鲜空气和晒太阳。婴儿3个月后可以把尿，会坐后可以练习大小便坐盆，每次约3～5分钟。根据运动发育的规律进行动作的训练。预防异物吸入、窒息、中毒、跌伤、触电、溺水和烫伤等。按计划为婴儿完成预防接种的基础免疫。每1～3个月为婴儿做健康检查1次，进行生长发育监测。预防佝偻病、营养不良、肥胖症和营养性缺铁性贫血等。

3．幼儿期的护理　食物应细、软、烂，食物的种类和制作方法需经常变换，注意培养小儿良好的饮食习惯，预防生理性厌食。一般每晚可睡10～12小时，白天小睡1～2次。保护牙齿，定期进行口腔检查。进行大小便训练。培养良好的卫生习惯。加强预防接种，每3～6个月应做健康检查1次，预防龋齿，筛查听、视力异常，进行生长发育系统监测。防止如异物吸入、烫伤、跌伤、中毒、电击伤等。防治常见的心理行为问题包括违拗、发脾气和破坏性行为等，家长应针对原因采取有效措施。

4．学龄前期的护理　要保证热能和蛋白质的摄入。鼓励小儿自理。可在愉快的游戏中培养好品质。每年进行1～2次健康检查，筛查与矫治近视、龋齿、缺铁性贫血、寄生虫等常见病，加强预防接种。预防外伤、溺水、中毒、交通事故等意外的发生。防治常见的心理行为问题包括吮拇指和咬指甲、遗尿、手淫、攻击性或破坏性行为等，家长应针对原因采取有效措施。

5．学龄期的护理　学龄期膳食要求营养充分而均衡。系统地进行体育锻炼。保证每天9～10小时的睡眠时间，定期进行健康检查，继续按时进行预防接种，预防近视、龋齿和脊柱异常弯曲畸形等的发生。预防车祸、溺水，以及在活动时发生擦伤、割伤、挫伤、扭伤或骨折等。进行法制教育。培养良好的学习习惯和睡眠习惯。培养儿童的毅力和奋发精神和陶冶高尚情操。防治常见的心理行为问题如不适应上学，学校应与家长相互配合，帮助儿童适应学校生活。

6. 青春期的护理　增加热能、蛋白质、维生素及矿物质等营养素的摄入。培养青少年良好的卫生习惯，养成健康的生活方式，科学的性教育。进行法制教育。应重点防治结核病、风湿病、沙眼、屈光不正、龋齿、肥胖、神经性厌食、月经不调和脊柱弯曲等，预防运动创伤、车祸、溺水及打架斗殴等，应继续进行安全教育。防治常见的心理行为问题包括多种原因引起的出走、自杀及对自我形象不满而出现的心理问题。

(二) 小儿体格锻炼与游戏

1. 体格锻炼　户外活动时间由开始每日1～2次，每次10～15分钟，逐渐延长到1～2小时。婴儿抚触可以从新生儿期开始。新生儿在脐带脱落后即可进行温水浴。擦浴适用于7～8个月以上的婴儿。淋浴适用于3岁以上的儿童。游泳应有成人在旁看护。气温不应低于24～26℃，水温不低于22℃。婴儿被动操适合于2～6个月的婴儿；婴儿主动操适用于6～12个月；幼儿体操适合于12～18个月尚不会走路或独走不稳的幼儿；儿童体操适用于3～6岁的儿童，年长儿可利用器械进行锻炼。

2. 游戏　各年龄阶段游戏的发展特点：婴儿期主要是通过抓握、抱持、爬行和走等方式进行；幼儿期游戏的形式转变为平行性游戏；学龄前期游戏方式转变为联合性的游戏，但游戏缺乏组织性和目标性；学龄期对玩具的兴趣减低，而喜欢运动和戏剧性的游戏，多为合作性的游戏；青春期女孩子对社交性活动发生兴趣，男孩子则通常对运动中的竞争和求胜有兴趣。

游戏的作用：有利于感知能力和运动能力的发展；有利于智力的发展；有利于心理、社会适应能力的发展；有利于创造性的开发；有利于道德价值观的形成等；有治疗性价值。

(三) 预防接种

1. 计划免疫　儿童计划免疫程序参见表3-1。

表3-1　小儿计划免疫实施程序表

预防病名	结核病	乙型肝炎	脊髓灰质炎	百日咳 白喉 破伤风	麻疹	流行性乙型脑炎	A群流行性脑脊髓膜炎
免疫原	卡介苗（减毒活结核菌混悬液）	乙肝疫苗	脊髓灰质炎减毒活疫苗糖丸	百白破疫苗	麻疹减毒活疫苗	乙脑减毒活疫苗	A群流脑疫苗
接种方法	皮内注射	肌内注射	口服	皮内注射	皮下注射	皮下注射	皮下注射
接种部位	左上臂三角肌上缘	上臂三角肌		上臂外侧	上臂外侧	上臂外侧	上臂外侧
初种年龄	生后2～3天到2个月内	第1次出生时，第2次1个月，第3次6个月	第1次2个月，第2次3个月，第3次4个月	第1次3个月，第2次4个月，第3次5个月	8个月以上	8个月	第一次6个月，第二次9个月
复种	接种后于7岁、12岁时进行复查，结合菌素试验阴性时加种	周岁时复查免疫成功者：3～5年加强 免疫失败者：重复基础免疫	4岁时加强口服三型混合糖丸疫苗	1.5～2岁用百白破混合制剂、7岁各加强1次，用吸附白破二联类毒素各加强一次	7岁时加强1次	2岁时加强1次	

2. 获得性免疫

主动免疫：是指给易感者接种特异性抗原，以刺激机体产生特异性免疫抗体，是预防接种的主要内容。抗体一般持续1～5年。主动免疫常用制剂包括菌苗、疫苗、类毒素。

被动免疫：是给未接受主动免疫的易感者在接触传染病后，可给予相应的抗体，使之立即获得免疫力。被动免疫时抗体留在机体中的时间一般约3周，故只能作为暂时预防和用于治疗。被动免疫制剂，包括特异性免疫血清、丙种球蛋白及胎盘球蛋白等，其中特异性免疫血清又包括抗毒素、抗菌血清和抗病毒血清。

3. 预防接种的注意事项

接种前准备：接种场所应光线明亮，空气清新流通，冬季室内应温暖，接种用品及急救用品摆放有序。做好解释、宣传工作。

接种时护理：严格查对，准备好生物制品，严格无菌操作，注意局部消毒，做好健康教育。严格掌握预防接种的禁忌证。

接种后反应及护理：①一般反应：局部反应：于接种后24小时左右局部会出现红、肿、热、痛，有时伴有淋巴结肿大。全身反应：于接种后5～6小时出现体温升高，持续1～2日，还伴有头晕、恶心、呕吐、腹痛、腹泻、全身不适等反应。轻微的局部和（或）全身反应无须特殊处理，适当休息，多饮水即可。局部反应较重时，可用干净毛巾热敷；全身反应严重时可对症处理。如局部红肿继续扩大，高热持续不退，应到医院诊治。②异常反应：过敏性休克于注射后数分钟或0.5～2小时内出现，应使患儿平卧，头稍低，注意保暖，并立即皮下或静脉注射1∶1000肾上腺素，给予氧气吸入，待病情稍稳定后，尽快转至医院抢救。晕针在接种时或接种后几分钟内出现，应立即使患儿平卧，头稍低，保持安静，饮少量热开水或糖水，短时间内即可恢复正常。数分钟后不恢复正常者，可针刺人中穴，也可皮下注射1∶1000肾上腺素。过敏性皮疹以荨麻疹最为多见，经服用抗组胺药物后即可痊愈。有严重原发性免疫系统缺陷或继发性免疫防御功能遭受破坏（如放射病）者，接种活菌（疫）苗后可扩散为全身感染，应对症治疗。

二、测 试 题

A_1 型题

1. 新生儿的家庭访视<u>不包括</u>以下哪个（　）
   A. 初访　B. 周访　C. 半月访
   D. 满月访　E. 季度访
2. 小儿生理性厌食出现的时间是（　）
   A. 3个月　B. 6个月　C. 9个月
   D. 12个月　E. 18个月
3. 新生儿期应接种的疫苗是（　）
   A. 卡介苗　B. 乙脑疫苗　C. 破伤风抗毒素
   D. 麻疹减毒活疫苗　E. 百白破混合制剂
4. 小儿第一次口服脊髓灰质炎疫苗的时间为（　）
   A. 初生　B. 生后1个月　C. 生后2个月
   D. 生后3个月　E. 生后4个月
5. 卡介苗初种的时间一般为（　）

A. 生后2～3天到2个月内　　B. 3个月
C. 4个月　　D. 5个月
E. 6个月

6. 初次接种百白破联合制剂的月龄是（　　）
A. 初生　　B. 1个月　　C. 2个月
D. 3个月　　E. 4个月

7. 白喉、百日咳、破伤风混合疫苗初种时需（　　）
A. 注射1次　　B. 每周1次，注射2次　　C. 每周1次，注射3次
D. 每月1次，注射2次　　E. 每月1次，注射3次

8. 预防接种呈局部反应（中等反应）的一项是（　　）
A. 红肿直径在1.5cm以下　　B. 红肿直径在1.5～2.5cm
C. 红肿直径在2.6～5cm　　D. 红肿直径在5～6cm
E. 红肿直径在6cm以上

A_2 型题

9. 患儿，女，生后3天，已按时完成疫苗接种，体格检查正常，准备出院。家长询问第二次乙肝疫苗接种的时间，护士回答正确的是（　　）
A. 1个月　　B. 2个月　　C. 3个月
D. 4个月　　E. 5个月

10. 患儿，男，10岁，为预防流行性感冒，自愿接种流感疫苗。接种过程中，小儿出现头晕、心悸、面色苍白，出冷汗；查体：体温36.8℃，脉搏130次/分钟，呼吸25次/分钟，诊断为晕针。此时，护士应为患儿采取正确的卧位是（　　）
A. 头低足高位　　B. 头高足低位　　C. 侧卧位
D. 俯卧位　　E. 平卧位

11. 患儿，男，20天，母乳喂养，每天8～10次，体重3.8kg，为了防止室内空气干燥，家长询问护士室内的正确湿度，护士告知正确的是（　　）
A. 30%～40%　　B. 40%～50%　　C. 55%～65%
D. 65%～70%　　E. 70%以上

12. 患儿，女，早产儿，3个月，出生后因身体原因，未能接种卡介苗，家长带其补种卡介苗，正确的护理措施是（　　）
A. 结核菌素试验阴性后再接种　　B. 立即接种
C. 6个月后再接种　　D. 与百日咳同时接种
E. 给予免疫球蛋白后再接种

13. 患儿，女，出生3天，母乳喂养，体重3kg，护士对此小儿的保健重点是（　　）
A. 指导体格锻炼　　B. 重视早期教育　　C. 建立访视制度
D. 生长发育监测　　E. 培养良好习惯

14. 患儿，男，出生10天，母乳喂养，体重3.2kg，家长询问小儿室内应保持的温度，护士告知正确的是（　　）
A. 16～18℃　　B. 18～20℃　　C. 20～22℃
D. 22～24℃　　E. 24～26℃

15. 患儿，女，2个月，母乳喂养，体重5.5kg，对此婴儿期的保健说法**不正确**

的是（　　）

A. 完成基础计划免疫

B. 睡眠时间最好不超过 10 小时

C. 定期做健康检查和体格测量

D. 预防疾病，防止意外，促进生长发育

E. 提倡母乳喂养，合理添加辅食，指导断乳

16. 患儿，女，3 个月。某日上午接种百、白、破三联混合制剂，当晚体温 38.5℃，并伴有呕吐、腹泻等全身不适反应。此时，护士应采取的措施是（　　）

A. 用干净毛巾热敷　B. 让其休息，多饮水　C. 给予氧气吸入

D. 立即注射肾上腺素　E. 服用抗组胺的药物

17. 一个出生第一天的小儿，应指导家长给小儿做预防接种的是（　　）

A. 麻疹疫苗、伤寒疫苗

B. 百白破混合疫苗、脊髓灰质炎疫苗

C. 流感疫苗、天花疫苗

D. 卡介苗、乙肝疫苗

E. 肺炎疫苗、流感疫苗

18. 患儿，男，9 个月，体重 9kg，应接种的疫苗是（　　）

A. 卡介苗　B. 脊髓灰质炎减毒活疫苗糖丸

C. 麻疹减毒活疫苗　D. 百白破三联混合制剂

E. 乙型肝炎疫苗

A_3/A_4 型题

（19～20 题共用题干）

患儿，女，2.5 岁。其体格和智能发育正常，护理体检结果为体重 14kg，身高 93cm。

19. 对该小儿最适当的体育运动方式是（　　）

A. 被动体操　B. 主动操　C. 模仿操

D. 广播体操　E. 田径活动

20. 与游戏活动形式不相符的一项是（　　）

A. 玩水、沙土、橡皮泥等　B. 在纸上随意涂画

C. 随音乐手舞足蹈　D. 唱简单的儿歌

E. 做复杂的模型

（21～23 题共用题干）

患儿，男，8 日龄。现给予家庭护理。

21. 居室的温度和湿度应保持在（　　）

A. 16～18℃，25％～35％　B. 18～20℃，35％～45％

C. 20～22℃，45％～55％　D. 22～24℃，55％～65％

E. 24～26℃，65％～70％

22. 防止意外事故的重点应避免（　　）

A. 相互打闹　B. 喂乳后窒息　C. 倒开水烫伤

D. 跨床栏跌伤　E. 玩电源插座触电

23. 应使家长了解小儿已接种的疫苗是（　　）

A. 卡介苗　　B. 脊髓灰质炎减毒活疫苗
C. 百白破混合制剂　　D. 麻疹减毒活疫苗
E. 乙型脑炎疫苗

三、测试题参考答案

1. E	2. E	3. A	4. C	5. A	6. D	7. E	8. C	9. A
10. A	11. C	12. A	13. C	14. D	15. B	16. B	17. D	18. C
19. C	20. E	21. D	22. B	23. A				

（高　凤）

第四章　住院患儿的护理

一、重点与难点

（一）儿科医疗机构及护理管理

在一般医院中，儿科医疗机构包括儿科门诊、儿科急诊及儿科病房三部分。

1. 儿科门诊　儿科门诊的设施有预诊室、传染病隔离室、挂号室、测体温处、候诊室、检查室、化验室、治疗室、药房及收费处、厕所等。门诊各室的布置应符合小儿的心理发育特点，如在诊查室及治疗室摆放玩具，以减轻或消除患儿就诊时的紧张情绪。

2. 儿科急诊　儿科急诊部应设抢救室、诊查室、观察室、治疗室及小手术室等。儿童医院内的急诊部还设有各科急诊室、药房、化验室及收费处等，形成一个独立的单位，以保证 24 小时工作的连续进行。

3. 儿科病房　儿科病房的设施：每个病区以收治 30～40 名患儿为宜。大病室设病床 4～6 张，小病室设病床 1～2 张。病室之间采用玻璃隔壁，病房内还应设有危重病室。还要有护士站和医护人员办公室、治疗室、配膳室与配乳室、游戏室、盥洗室、浴室、厕所、杂用室等。儿科病房布置应整洁、美观，儿童室的室温应保持在 18～20℃，新生儿室温应保持在 22～24℃，室内相对湿度应保持在 55%～65%。儿科病房应有消毒隔离措施，发现传染病患儿应立即报告疫情、及时处理。对新生儿、早产儿、正在接受化学治疗的白血病患儿、肾病综合征患儿，以及其他机体抵抗力低下的患儿均应施行保护性隔离。病室内一切设施均应考虑患儿的安全。

（二）与小儿沟通的技巧

1. 小儿沟通特点　小儿缺乏情感表达的语言能力，缺乏认识、分析问题的能力，模仿能力强。

2. 与小儿沟通的方法与技巧　语言沟通时要主动介绍、方式恰当、真情理解、语音合适。非语言沟通时要有和蔼可亲的情感表达、平等尊重的体态动作。同时注意与患儿父母的沟通，以增加患儿对护士的信任感。

3. 小儿用药特点

（1）各年龄期小儿用药特点：许多药物可通过胎盘进入胎儿体内。新生儿肝肾功能及某些酶系发育不完善，对药物的代谢及解毒功能较差，如氯霉素的使用剂量不当，除引起粒细胞减少等不良反应外，还可引起急性中毒（灰婴综合征），后果严重。婴幼儿神经系统发育尚未完善，有些药物易透过血脑屏障到达中枢神经系统。如对阿片类药物特别敏感，易致呼吸中枢抑制，氨茶碱可引起过度兴奋，婴幼儿对镇静药耐受量较大。

（2）药物的选用：发热通常用对乙酰氨基酚退热。镇静止惊药常用药物有苯巴比妥、水合氯醛、地西泮等。婴幼儿咳嗽时，一般不首先使用镇咳药，而应用祛痰药或雾化吸入法稀释分泌物，配合体位引流排痰。小儿时期较少使用泻药，常以增加蔬菜等饮食调整或使用开塞露等外用药通便方法解决便秘问题。肾上腺皮质激素应严格掌握使用指征，不可随意减量或停药，防止出现反弹现象。

（3）给药方法：口服法是临床普遍使用的给药方法。注射法多用于急、重症患儿及不宜口服药物的患儿。肌内注射可采取“三快”的特殊注射技术，静脉推注多用于抢救，静脉滴注不仅用于给药，还可补充水分及营养、供给热量等。采用滴耳法给药时应将小儿的头部转向健侧后进行，3 岁以下患儿的耳廓向下向后拉，3 岁以上患儿的耳廓向上向后拉，滴药后小儿保持健侧卧位 10～15 分钟。滴鼻法给药应在进食前 20 分钟进行，滴药后保持此姿势 5 分钟。雾化吸入较常应用，灌肠给药及含剂、漱剂在小儿时期使用不便，故应用较少。

（4）药物剂量计算：按体重计算法是目前临床应用广泛和最基本的药物剂量计算方法，其计算公式为：每日（次）需用剂量＝每日（次）每千克体重所需的药量×患儿体重（kg）。

（三）儿科基础护理

儿科基础护理包括患儿膳食护理、皮肤护理、心理护理、睡眠与游戏的需要、住院护理常规及观察与记录。

（四）儿科护理技术操作

1. 体重测量法

（1）婴儿测量法：①把尿布铺在婴儿磅秤的秤盘上，调节指针到零点；②将婴儿脱去衣服及尿布后轻放于秤盘上，称重并读数至 10g；③天气寒冷时，或体温偏低及病重婴儿，穿已知重量的衣物测重并记录。

（2）儿童测量法：①较大小儿可用坐式或成人磅秤测量，小儿坐稳或站稳后，称重并记录；②不合作者或病重不能站立的患儿，由护理人员或家长抱着小儿一起称重。

2. 身长（高）测量法

（1）婴幼儿测量法：①脱去帽子和鞋袜，仰卧于铺有清洁布的测量板底线上；②将小儿头扶正，面向上，头顶轻贴测量板的顶端。测量者一手按住小儿双膝使双下肢伸直，一手推动滑板贴于足底，读出身长厘米数。

（2）儿童测量法：脱去鞋帽，站在立位测量器或有身高测量杆的磅秤上，取立正姿势，双眼平视，头部正直，两臂自然下垂，足跟靠拢，足尖分开约 60°，足跟、臀部、两肩胛、枕骨粗隆均同时紧贴测量杆；推板轻轻推至头顶，推板与测量杆呈 90°，读出身高厘米数。

3. 更换尿布法　①携用物至床旁，拉下一侧床档；②暴露小儿下半身，解开污湿的尿布，若有粪便，擦洗臀部后取出湿尿布；③更换清洁尿布；④整理好衣被、用物后，拉好床档，洗手。

4. 婴儿盆浴法　①床旁按顺序摆好用物；②脱去衣服，保留尿布，用大毛巾包裹患儿全身；③擦洗面部：先擦眼睛，然后耳朵，最后面部；④擦洗头部；⑤入浴盆；⑥洗身；⑦出浴盆并擦干；⑧整理衣物，洗手、记录。

5. 约束法

(1) 全身约束法：方法之一：①折叠大毛巾（或床单）；②放患儿于大毛巾中间，将大毛巾一边紧裹患儿一侧上肢、躯干和下肢，经胸、腹部至对侧腋窝处，再将大毛巾整齐地压于小儿身下；③大毛巾另一边紧裹患儿另侧手臂，经胸压于背下，必要时布带围绕双臂打活结系好。方法之二：①同方法一；②将患儿放在大毛巾中央，将大毛巾一边紧紧包裹患儿手臂并从腋下经后背到达对侧腋下拉出，再包裹对侧手臂，多余部分压至身下；③大毛巾另一边包裹患儿，经胸压于背下。

(2) 手或足约束法：置患儿手或足于约束带甲端中间，将乙丙两端绕手腕或踝部对折后系好，将丁端系于床缘上。

(3) 沙袋约束法：根据需约束固定的部位不同，决定沙袋的摆放位置。

(4) 记录使用约束的原因、目的、时间等。

6. 臀红护理法 ①按操作顺序将用物放于治疗车上，推至床旁；②清洁臀部后垫干净尿布；③暴露臀部于空气或阳光下10～20分钟（在适宜的气温和室温下进行）；严重者也可用红外线灯或鹅颈灯照射臀部10～15分钟；④用蘸有油类或药膏的棉签贴在皮肤上轻轻滚动均匀涂药；⑤更换尿布，整理衣物。

7. 温箱使用法 ①检查温箱的性能、清洁、消毒温箱。温箱水槽中、湿化器水槽中加适量蒸馏水；②预热温箱；③调节适宜的温度、湿度；④抱患儿入温箱并记录。

8. 常用标本留取法

(1) 取血标本法：①认真核对、备齐用物；②安置体位（颈外静脉穿刺：患儿仰卧，头偏向一侧，肩齐台沿，肩下垫小枕，使头部稍垂于治疗台边沿下，以充分暴露颈外静脉；股静脉穿刺：患儿仰卧，垫高穿刺侧臀部，约束患儿躯干及上肢，大腿呈青蛙状，即外展、外旋，膝关节屈曲呈直角）；③选穿刺点（颈外静脉穿刺在下颌角和锁骨上缘中点连线之上1/3处；股静脉穿刺在腹股沟中1/3与内1/3交界处触到股动脉搏动点内侧0.3～0.5cm处），常规消毒穿刺部位皮肤，颈外静脉穿刺戴无菌手套；④穿刺取血（颈外静脉穿刺沿血液回心方向，待患儿啼哭静脉显露最清晰时于颈外静脉外缘针头与皮肤呈30°角进针；股静脉垂直穿刺法沿股动脉搏动点内侧0.3～0.5cm处垂直刺入；斜刺法在腹股沟下约1～3cm处，针头与皮肤呈45°角向股动脉搏动点内侧0.3～0.5cm处呈向心方向刺入）；⑤用消毒干棉球压迫局部（颈外静脉穿刺压迫局部2～3分钟；股静脉穿刺加压止血3～5分钟）；⑥安抚患儿，血标本送检。

(2) 留尿标本法

留取尿常规和培养标本法：①年长儿留尿标本法：按成人留尿方法；②婴幼儿留尿标本法：检查留尿小瓶并固定小瓶；留尿成功后取下小瓶贴上瓶签，送检；排尿有规律的婴儿，可抱起把尿接取中段尿。若采取尿培养标本，应按导尿法清洁消毒尿道口及会阴部后，用试管夹夹住无菌标本瓶，接中段尿5ml，盖紧塞子，贴标签，送检。

留24小时尿标本法：①将带盖广口集尿瓶贴上标签。嘱患儿早晨7时排空膀胱、将尿弃去，然后开始留尿，直至次晨7时最后一次尿收回集尿瓶中；②连接并固定尿液收集器；③留尿完毕，洗净外阴部，更换尿布，将24小时尿总量记录在化验单上，混匀尿液，取100～200ml送检。

（3）留粪便标本法：直接用棉签在尿布上刮取异常粪便，放于标本盒中。若粪便为液体状不易采取，可让患儿右侧卧位，臀部下垫尿布，用钝头小玻璃吸管吸取粪便（轻轻插入肛门约 3cm），将大便注入标本瓶中送检。

9. 头皮静脉输液法 ①备齐用物带至床旁，进行查对；②安置体位（患儿仰卧或侧卧，头垫小枕，固定其肢体、头部）；③选择静脉（常选用额上静脉，颞浅静脉及耳后静脉等）；④注射器接上头皮针，排气后穿刺固定；⑤取下注射器接上输液器，调节好输液速度；⑥填写并挂好观察卡；⑦拔针按压。

10. 婴幼儿灌肠法 ①核对解释、挂灌肠筒（筒底距床褥约 30～40cm）；②安置体位（大毛巾包裹约束患儿双臂后使其仰卧于枕头上，臀部放在便盆宽边上，尿布垫在臀部与便盆之间，两腿各包裹一块尿布分别放在便盆两侧）；③连接肛管、排气；④插管灌液；⑤拔管；⑥协助排便；⑦整理用物，记录。

11. 光照疗法 ①清洁光疗箱、箱内湿化器水箱内加水；②检查灯管亮度；③调节适宜温湿度（适中温度 30～32℃，相对湿度达 55%～65%）；④清洁患儿皮肤；⑤入箱并记录；⑥出箱并记录。

12. 清理呼吸道法

（1）洗耳球吸痰法：①安置体位（抱起患儿头部枕于操作者左臂上或半卧位，右臂置于操作者背后，左臂置于操作者左手掌中）；②吸出患儿口腔或鼻腔分泌物；③弃掉分泌物；④清水冲洗洗耳球，沥干备用。

（2）电动吸引器吸痰法：小儿吸痰法操作方法同成人。

（3）体位引流法：①安置体位（按引流的肺叶、肺段将患儿置于适当的体位）；②选择胸部拍击的部位；③叩击胸部；④逐渐恢复坐位；⑤吸出气管内痰液，清洁口腔。

13. 喂乳法

（1）配乳法：普通牛乳配制法“①核对并计算出全日所需要的牛乳、糖及水量；②称量、配乳；③分装乳液；④消毒备用。酸乳配制法：先将乳液煮沸消毒，冷却至 40℃后，用滴管吸取所需酸溶液，慢慢加入，边加边搅拌，使其形成均匀而细小的凝块。脱脂牛乳配制法：将牛乳煮沸后静置于广口容器内冷却 8～12 小时，除去浮在表面的乳皮（脂肪），反复 2～3 次，即成脱脂乳，喂前再加糖煮沸。

（2）乳瓶喂乳法：①核对解释；②选择乳头；③更换尿布；④安置体位；⑤测试乳液温度；⑥喂乳；⑦拍背驱气；⑧整理用物，记录哺喂情况及进乳量。

（3）滴管喂乳法：用滴管吸乳液，轻按下颌，先滴 1 滴乳液在小儿口颊内，注视其有下咽动作后再滴下一滴。其余操作同乳瓶喂乳法。

14. 换血疗法及护理 ①常规消毒腹部皮肤后自脐静脉插入硅胶管，接上三通管；②测定胆红素及生化检查，测量静脉压；③换血并准确记录每次抽出和注入的血量、时间；④留取末次抽出的血标本测定胆红素；⑤拔管，结扎缝合后消毒，覆盖纱布，轻轻压迫固定。

二、测 试 题

A_1 型题

1. 儿科门诊设置预诊室，预诊的主要目的是（　　）

A. 测量体温为就诊做准备
B. 可及时检出传染病患儿
C. 给患儿及家属进行咨询服务
D. 需住院者可及时护送入院
E. 可减少患儿对医院恐惧感

2. 儿科门诊的设置**不包括**（　　）
A. 预诊室　　B. 急诊室　　C. 配膳室
D. 普通门诊　　E. 保健门诊

3. 急诊护理常规**不包括**（　　）
A. 中毒抢救卡　　B. 急诊登记制度
C. 急诊文件管理　　D. 防止交叉感染
E. 口头医嘱无须复述执行

4. 抢救室需配置的设备应**除外**（　　）
A. 心电监护仪　　B. 供氧设备　　C. 婴儿玩具箱
D. 人工呼吸机　　E. 胸腔闭式引流器

5. 儿科急诊的护理管理**错误**的一项是（　　）
A. 建立急救护理常规　　B. 抢救时口头医嘱要复述
C. 注意隔离，防止交叉感染　　D. 掌握急诊抢救质量的 5 要素
E. 患儿应按就诊次序就诊

6. 体重的测量应该在（　　）
A. 午餐后进行
B. 早餐后进行
C. 晨起空腹排尿并脱去衣服鞋袜后进行
D. 进食 1 小时后进行
E. 午餐前进行

7. 更换尿布的操作中**不妥**的一项是（　　）
A. 暴露婴儿下半身，解开污湿的尿布
B. 尿布大小及系带松紧应适宜
C. 尿布宜选择质地柔软的棉织品
D. 尿布洁净的上段由后向前擦净会阴部
E. 更换时动作应轻、快

8. 小儿头皮静脉一般采用（　　）
A. 额前正中静脉　　B. 颞浅静脉、耳后静脉
C. 外眦上部静脉　　D. 顶部静脉、枕后静脉
E. 以上都正确

9. 小儿头皮静脉输液**错误**的操作方法是（　　）
A. 患儿仰卧或侧卧，头垫小枕
B. 左手拇指、示指分别固定静脉两端皮肤

C. 沿静脉离心方向穿刺
D. 右手持针于距静脉最清晰点向后移 0.3cm 处刺入
E. 有落空感同时有回血再进针少许即可

10. 新生儿出生体重为下列哪项需使用暖箱（ ）
A. 2000g 以下　B. 2000g　C. 2100g
D. 2200g　E. 2500g

A_2 型题

11. 患儿女，5 个月，因多日腹泻使其臀部皮肤潮红，局部清洗后涂药宜选用（ ）
A. 红霉素软膏　B. 鞣酸软膏　C. 1%甲紫
D. 硝酸咪康唑霜　E. 硫酸锌软膏

12. 患儿男，6 个月，护士为其测量身长，不妥的方法是（ ）
A. 测量者左手固定小儿双踝关节，右手推滑板至足尖部
B. 婴儿脱去帽子和鞋袜
C. 小儿头顶轻贴量板的顶端
D. 推板与小儿身体长轴呈 90°角
E. 将清洁布平铺在测量床上

13. 患儿，女，4 岁，护士为其测量身高，不妥的方法是（ ）
A. 脱去鞋、帽　B. 站立于测量器上
C. 足跟和头部枕骨靠于量杆上　D. 推板与量杆呈 90°角
E. 足跟靠拢，足尖分开

14. 患儿，男，2 岁，因发热 5 天入院。根据医嘱和病情要为其进行颈外静脉穿刺取血标本，护理人员的下列做法哪项不妥（ ）
A. 患儿取仰卧位，头偏向一侧垂于治疗桌边缘
B. 常规消毒后，患儿安静时进行穿刺
C. 进针角度为 30°～40°
D. 进针部位在颈外静脉上 1/3 与中 1/3 交界处
E. 拔针后用消毒棉球压迫 2～3 分钟

15. 上述患儿若要在股静脉穿刺取血，进针部位为（ ）
A. 腹股沟中 1/3 与内 1/3 交界处股动脉搏动点外侧 1～2cm 处
B. 腹股沟中 1/3 与内 1/3 交界处股动脉搏动点内侧 1～2cm 处
C. 腹股沟中 1/3 与内 1/3 交界处股动脉搏动点外侧 0.3～0.5cm 处
D. 腹股沟中 1/3 与内 1/3 交界处股动脉搏动点内侧 0.3～0.5cm 处
E. 以上都不正确

A_3/A_4 型题

（16～18 题共用题干）

患儿，男，2 岁，因咳嗽、发热 2 天入院。护士要为其进行盆浴。

16. 婴幼儿盆浴的目的是（ ）
A. 使患儿清洁舒适

B. 促进血液循环

C. 帮助皮肤排泄和散热，活动肌肉和肢体

D. 观察全身情况，尤其是皮肤情况

E. 以上都正确

17. 盆浴的水温约为（　　）

A. 28～30℃　　B. 30～32℃　　C. 32～34℃

D. 34～36℃　　E. 38～40℃

18. 盆浴时应关上门窗，并将室温调节至（　　）

A. 26～28℃　　B. 22℃　　C. 24℃

D. 25℃　　E. 20℃

（19～24 题共用题干）

患儿，女，7 日龄。因皮肤黄疸较重，按医嘱置于蓝光箱内照射。

19. 蓝光疗法的适应证为（　　）

A. 新生儿硬肿症　　B. 新生儿破伤风

C. 新生儿颅内出血　　D. 新生儿败血症

E. 新生儿高胆红素血症

20. 使用蓝光箱时，箱内的温度应保持在（　　）

A. 30～32℃　　B. 25～27℃　　C. 27～29℃

D. 28～29℃　　E. 24～26℃

21. 蓝光灯管使用时间一般为多少时需换新灯（　　）

A. 300 小时　　B. 1000 小时　　C. 250 小时

D. 280 小时　　E. 200 小时

22. 用物准备中应除外的物品是（　　）

A. 护眼罩　　B. 尿布　　C. 蓝光箱

D. 记录单　　E. 爽身粉

23. 将患儿置入蓝光箱中不妥的护理操作是（　　）

A. 灯管与患儿距离为 40cm　　B. 调节箱温至 26～28℃

C. 给患儿洗澡清洁皮肤、剪短指甲　　D. 戴上护眼罩，系好尿布

E. 裸体置入蓝光箱

24. 蓝光疗法常见的副作用是（　　）

A. 呕吐　　B. 体温低于正常　　C. 抽搐

D. 食欲减退　　E. 腹泻

（25～30 题共用题干）

患儿，男，5 个月。因腹泻 2 日就诊，每日大便 10 余次，臀部皮肤潮红，伴有皮疹，有少许脱皮。

25. 该患儿臀部皮肤出现了（　　）

A. 臀红　　B. 浅表溃疡　　C. 水疱皮疹

D. 真菌性皮炎　　E. 病毒性疱疹

26. 臀部皮肤护理不妥的操作是（　　）
A. 每次大便后用温水洗净　B. 洗后用小毛巾吸干水分
C. 可用鹅颈灯照射臀部　D. 灯光照射时间是 5 分钟
E. 灯光照射后可涂鱼肝油软膏

27. 护理臀红患儿正确的做法是（　　）
A. 便后应洗净臀部，并涂滑石粉
B. 便后应用肥皂清洗臀部
C. 局部有皮疹者可涂激素类软膏
D. 避免用塑料膜或油布包裹尿布
E. 局部表皮剥脱者可涂抗生素软膏

28. 预防臀红的方法是（　　）
A. 保持臀部清洁干燥，勤换尿布
B. 腹泻患儿应勤洗臀部，涂油保护
C. 避免用油布或塑料布直接包裹患儿臀部
D. 应选用质地柔软吸水性强的棉织品做尿布
E. 以上都正确

29. 重度臀红疑有真菌感染者，可外搽（　　）
A. 制霉菌素糊剂　B. 鞣酸软膏　C. 鱼肝油
D. 氧化锌油膏　E. 1%～2%甲紫溶液

30. 防治臀红发生的主要措施是（　　）
A. 用一次性尿布　B. 用棉织品尿布　C. 尿布煮沸消毒
D. 注意保暖　E. 勤换尿布、涂油

（31～34 题共用题干）

患儿，女，3 岁。因患急性支气管炎，按医嘱需用头孢拉定治疗。已知头孢拉定针剂（粉剂）每瓶 0.5g，小儿用量为每日 50mg/kg，每日 2 次，肌内注射。

31. 该小儿体重为（　　）
A. 10kg　B. 12kg　C. 14kg
D. 16kg　E. 18kg

32. 若用 5ml 注射用水稀释，则每 ml 内含头孢拉定为（　　）
A. 40mg　B. 60mg　C. 80mg
D. 100mg　E. 120mg

33. 该小儿 1 日应用的剂量是（　　）
A. 400mg　B. 500mg　C. 600mg
D. 700mg　E. 800mg

34. 护士每次应抽取的注射量是（　　）
A. 2.5ml　B. 3ml　C. 3.5ml
D. 4ml　E. 4.5ml

（35～38 题共用题干）

患儿，男，5岁。因患肺部感染，按医嘱需用阿米卡星（丁胺卡那霉素）治疗。已知阿米卡星针剂（粉剂）每瓶0.2g，小儿用量为每日4mg/kg，每日2次，肌内注射。

35. 该小儿体重为（　　）

A. 10kg　　B. 12kg　　C. 14kg
D. 16kg　　E. 18kg

36. 若用5ml注射用水稀释，则每ml内含阿米卡星为（　　）

A. 40mg　　B. 60mg　　C. 80mg
D. 100mg　　E. 120mg

37. 该小儿1日应用的剂量是（　　）

A. 72mg　　B. 82mg　　C. 92mg
D. 102mg　　E. 112mg

38. 护士每次应抽取的注射量是（　　）

A. 1ml　　B. 2ml　　C. 3ml
D. 4ml　　E. 5ml

三、测试题参考答案

1. B　2. E　3. E　4. C　5. E　6. C　7. D　8. B　9. C
10. A　11. B　12. A　13. C　14. B　15. D　16. E　17. E　18. A
19. E　20. A　21. B　22. E　23. B　24. E　25. A　26. D　27. D
28. E　29. A　30. E　31. C　32. D　33. D　34. C　35. E　36. A
37. A　38. A

（高　凤）

第五章　营养与营养紊乱患儿的护理

一、重点与难点

（一）能量与营养素的需要

能量是维持机体新陈代谢所必需的，主要由食物中的碳水化合物、脂肪和蛋白质供给。小儿对能量的需要包括以下五个方面：基础代谢、生长发育、食物的热力作用、活动和排泄，其中生长发育所需能量的消耗为小儿所特有。年龄越小，总能量需要相对越大，且存在个体差异。婴儿每日约需能量418～460kJ［(100～110kcal)/(kg・d)］，以后每增长3岁，递减42kJ［10kcal/(kg・d)］，15岁时约为200～250kJ［(50～60kcal)/(kg・d)］，接近成人。婴儿每日需水量约为150ml/kg，以后每增长3岁，递减25ml/(kg・d)，成人需水量每日为40～45ml/(kg・d)。

（二）小儿喂养与膳食安排

1. 婴儿喂养

（1）母乳喂养

母乳的成分：产后4～5天以内的乳汁为初乳，对新生儿的生长发育和抗感染能力非常重要；产后6～10天的乳汁为过渡乳；产后11天～9个月的乳汁为成熟乳；10个月以后的乳汁为晚乳，量及营养成分均有所下降。

母乳喂养的优点包括：营养丰富易消化吸收、增进婴儿免疫力、促进母婴情感交流、喂哺方便、对母亲有利。断乳时间一般在生后10～12个月。母乳喂养的禁忌证：母亲感染HIV、患有严重心肾疾病等应停止哺乳。

（2）部分母乳喂养：指母乳与配方乳或兽乳混合使用的一种喂养方法，有补授法和代授法。

（3）人工喂养：指4～6个月以内的婴儿由于各种原因不能进行母乳喂养时，完全采用配方乳或兽乳喂养的方法。

一般人工喂养和婴儿断乳时首选配方乳，使用时按年龄选用；鲜牛乳也是较好的代乳品。牛乳的主要特点是以酪蛋白和甲型乳糖为主，含饱和脂肪酸多，可通过稀释、加糖和煮沸进行改造。

（4）辅助食品的添加的原则：应遵循由少到多、由稀到稠、由细到粗、由一种到多种的原则。

2. 儿童、少年的膳食　儿童、少年的膳食安排应遵循满足生理需要、合理烹调制作、适合消化功能及保持良好食欲的原则。

（三）蛋白质-能量营养不良患儿的护理

1. 营养不良是由于缺乏能量和（或）蛋白质所致的一种慢性营养缺乏症。主要因喂养不当或疾病引起，3 岁以下婴幼儿多见。

2. 体重不增 是营养不良患儿最早出现的症状，继而体重下降，出现消瘦、皮下脂肪逐渐减少等。皮下脂肪逐渐减少的顺序首先是腹部，其次为躯干、臀部、四肢，最后为面部，故腹部皮下脂肪层厚度是判断营养不良程度的重要指标之一。

3. 营养不良 最突出的表现是血清白蛋白浓度降低，但由于其半衰期较长，故不够灵敏；胰岛素样神经生长因子 1（IGF-1）降低是诊断 PEM 的较好指标。

4. 治疗要点为调整饮食及补充营养物质，祛除病因，治疗原发病；控制继发感染；促进消化和改善代谢功能；治疗并发症等。

5. 护理措施 包括：①饮食管理：根据患儿营养不良的程度、消化吸收能力和病情，逐渐调整饮食的量和内容。②促进消化、改善食欲：遵医嘱给予 B 族维生素和各种消化酶及蛋白质同化类固醇制剂等。③预防感染：实行保护性隔离，防止交叉感染，避免发生压疮，做好口腔护理，提供舒适卫生的生活环境。④观察病情：密切观察重度患儿的病情变化，尤其注意有无低血糖、维生素 A 缺乏、酸中毒等临床表现。⑤促进生长发育，进行健康教育。

（四）单纯性肥胖患儿的护理

1. 小儿肥胖症是由于长期能量摄入超过人体的消耗，导致体内脂肪积聚过多，体重超过一定范围的营养障碍性疾病。主要是由于长期能量摄入超过人体的消耗，或活动量过少及遗传因素等引起。

2. 患儿主要表现为食欲旺盛且喜甜食和高脂肪食物，肥胖儿童运动时常易疲乏，用力时出现气短或腿痛。小儿肥胖的诊断以同性别、同身高健康小儿体重均值为标准，体重超过均值 10%～19%为超重，体重超过均值 20%以上即为肥胖。其中 20%～29%为轻度肥胖，30%～49%为中度肥胖，超过 50%为重度肥胖。

3. 实验室检查 血清甘油三酯、胆固醇大多增高，常有高胰岛素血症，血生长激素水平减低、生长激素刺激实验的峰值也低于正常儿。

4. 治疗 主要是控制饮食，加强运动，消除患儿心理障碍，并配合药物治疗等。其中饮食疗法和运动疗法是最主要的措施。护理措施包括饮食疗法、运动疗法及做好心理护理及健康教育。

（五）维生素 D 缺乏性佝偻病患儿的护理

1. 维生素 D 缺乏性佝偻病是儿科重点防治的“四病”之一，其常见病因有：围生期维生素 D 不足、日光照射不足、维生素 D 补充不足、生长速度快需要量增加、疾病和药物的影响等。

2. 临床表现 佝偻病分为初期、激期、恢复期和后遗症期。初期的主要表现为烦躁不安、易激惹、夜惊、夜啼等非特异性神经精神症状。激期主要表现为骨骼的改变：①头部：颅骨软化、方颅、前囟增宽或闭合延迟、出牙延迟、牙釉质缺乏等；②胸部：佝偻病串珠肋、郝氏沟、鸡胸或漏斗胸；③四肢：手镯或脚镯、“O”型腿、“X”型腿；④其他：脊柱后凸或侧弯畸形、重者可有扁平骨盆。

3. 实验室及其他辅助检查 血清25-(OH)D_3在早期即明显降低，是最可靠的诊断标准；血钙稍低，血磷降低，血清碱性磷酸酶增高；骨骼X线检查初期长骨骨骺端钙化带稍模糊，激期钙化带消失，干骺端呈毛刷样、杯口样改变，骨骺软骨带增宽（>2mm），骨密度减低，骨皮质变薄，可有骨干弯曲变形或青枝骨折。

4. 治疗要点 本病以预防为主，治疗目的在于控制病情活动，防止骨骼畸形，主要措施为补充维生素D和适当补充钙剂。

5. 护理措施

(1) 补充维生素D和户外活动：按医嘱补充维生素D，1个月后改预防量；指导家长每日带患儿进行一定时间的户外活动，直接接受阳光照射。

(2) 预防骨骼畸形和骨折：避免早坐、久坐，以防脊柱后突畸形；避免早站、久站和早行走，以防下肢弯曲形成“O”型腿或“X”型腿。

(3) 预防感染：保持室内空气清新，温、湿度适宜，阳光充足，避免交叉感染。

(4) 对已有骨骼畸形者可采取主动和被动运动的方法矫正。如胸廓畸形，可作俯卧位抬头展胸运动；“O”型腿按摩外侧肌群，“X”型腿按摩内侧肌群。

(5) 做好健康教育：宣传母乳喂养，尽早开始户外活动。新生儿出生2周后每日给予维生素D 400～800IU，同时注意观察有无维生素D中毒的表现。

（六）维生素D缺乏性手足搐搦症患儿的护理

1. 维生素D缺乏性手足搐搦症主要由于维生素D缺乏，血钙降低，导致神经肌肉兴奋性增高，出现惊厥、手足搐搦、喉痉挛，多见于6个月以内的小婴儿。

2. 临床表现 典型症状（惊厥、喉痉挛、手足搐搦）和面神经征、陶瑟征、腓反射征三个隐性体征。

3. 实验室检查 血钙低于1.75～1.88mmol/L，或离子钙低于1mmol/L。

4. 治疗要点 控制惊厥或喉痉挛，保持呼吸道通畅、给氧，迅速补钙，急性期后给予维生素D治疗。

5. 护理措施

(1) 控制惊厥、喉痉挛：遵医嘱立即使用镇静剂、钙剂。静脉注射钙剂时需缓慢静脉注射（10分钟以上）或静脉滴注，避免速度过快及药液外渗。

(2) 防止窒息：做好气管插管或气管切开的术前准备。清除口、鼻腔分泌物，保持呼吸道通畅，避免吸入窒息。

(3) 补充维生素D，坚持户外活动。

(4) 健康教育：指导出院后严格遵医嘱给小儿补充维生素D和钙剂，强调口服钙剂的注意事项；坚持多晒太阳，合理饮食，多食维生素D、钙丰富的食物。

二、测 试 题

A_1型题

1. 婴儿完全断乳的时间是（ ）

A. 4～6个月　　B. 6～8个月　　C. 8～10个月

D. 10～12个月　　E. 12～18个月

2. 全脂奶粉在喂哺时按容量/重量计算的比例分别是（　　）

A. 1∶1、1∶2　　B. 1∶3、1∶4　　C. 1∶4、1∶8

D. 1∶5、1∶12　　E. 1∶6、1∶16

3. 营养不良最常见的病因是（　　）

A. 先天不足　　B. 喂养不当　　C. 缺乏锻炼

D. 疾病影响　　E. 免疫缺陷

4. 营养不良最先出现的症状是（　　）

A. 体重不增　　B. 体重下降　　C. 皮肤苍白

D. 精神不振　　E. 皮下脂肪消失

5. 营养不良时皮下脂肪最先消失的部位是（　　）

A. 面颊　　B. 躯干　　C. 腹部

D. 臀部　　E. 四肢

6. 营养不良早期诊断的可靠指标是（　　）

A. 血糖　　B. 血浆蛋白

C. 血浆胆固醇　　D. 血浆转铁蛋白

E. 血浆胰岛素样生长因子

7. 中、重度营养不良小儿的热量供应的原则是（　　）

A. 由少迅速增至正常　　B. 由少逐渐增至正常

C. 由少迅速增至接近正常　　D. 由少迅速增至超过正常

E. 由少逐渐增至超过正常

8. 小儿单纯性肥胖表现为皮下脂肪增多，其分布特点是（　　）

A. 以四肢为主　　B. 呈向心性

C. 以面部为主　　D. 均匀分布

E. 以腰部以下及腹部为显著

9. 口服维生素 D 治疗佝偻病，一般持续多久改为预防量（　　）

A. 1 个月　　B. 2 个月　　C. 3 个月

D. 6 个月　　E. 到骨骼征消失

10. 维生素 D 缺乏性手足搐搦症惊厥时，下列处理原则哪项是正确的（　　）

A. 立即注射维生素 D_2 或 D_3

B. 迅速给服大剂量维生素 D

C. 快速静脉推注 10%葡萄糖酸钙

D. 缓慢静脉注射 10%葡萄糖酸钙

E. 大剂量维生素 D 和钙剂同时使用

A_2 型题

11. 患儿女，5 个月，家长来保健门诊检查，儿保科护士告知婴儿生长发育正常。家长咨询该婴儿每日每公斤体重约需能量和水为（　　）

A. 378kJ（90kcal），110ml　　B. 419kJ（100kcal），130ml

C. 460kJ（110kcal），150ml　　D. 502kJ（120kcal），170ml

E. 544kJ（130kcal），190ml

12. 患儿，男，8个月。体重8.5kg，人工喂养，现已能独坐，会爬，平时喂奶粉，还添加了蛋黄、稠粥、烂肉等。家长带婴儿来接种麻疹疫苗，并咨询喂养知识。该婴儿应选择的最佳食品是（　　）

A. 酸牛乳　　B. 蛋白乳　　C. 脱脂乳
D. 鲜羊乳　　E. 婴儿配方乳

13. 患儿，女，6个月，体重6kg，家住山区，母亲在外打工，一直用鲜羊奶喂养，此婴儿最易缺乏（　　）

A. 维生素A　　B. 维生素B_{12}　　C. 维生素C
D. 维生素D　　E. 维生素E

14. 患儿，男，7岁，食欲差，挑食，经常患上呼吸道感染，诊断为营养不良Ⅰ度，判断营养不良程度的最重要指标是（　　）

A. 身高　　B. 体重　　C. 肌张力
D. 皮肤弹性　　E. 腹部皮下脂肪

15. 患儿，女，3岁，诊断为营养不良Ⅱ度。平时食欲差，挑食，反复上呼吸道感染，该患儿体重一般低于正常（　　）

A. 10%以下　　B. 10%～15%　　C. 15%～25%
D. 25%～40%　　E. 40%以上

16. 患儿，男，2岁。因营养不良迁延不愈入院。今晨护士查房时发现该患儿面色苍白，四肢冰冷，神志不清，脉搏缓慢，呼吸不规则，该患儿最可能发生了（　　）

A. 心力衰竭　　B. 呼吸衰竭　　C. 低血钙症
D. 低血糖症　　E. 低血钠症

17. 患儿，女，4个月，被诊断为维生素D缺乏性佝偻病初期，该患儿的主要症状是（　　）

A. 颅骨软化　　B. 肋骨串珠　　C. 肌肉松弛
D. 佝偻病手镯　　E. 神经精神症状

18. 患儿，男，2个月，最近经常烦躁、睡眠不安、夜间啼哭，多汗，有枕秃。护士正确的判断是（　　）

A. 锌缺乏症　　B. 营养性缺铁性贫血
C. 可疑维生素D缺乏性佝偻病　　D. 维生素D缺乏性佝偻病初期
E. 维生素D缺乏性佝偻病激期

19. 患儿，男，8个月。现诊断为重症佝偻病，用维生素D_3肌内注射治疗已满3个月，其预防量每日应给维生素D（　　）

A. 100IU　　B. 200IU　　C. 300IU
D. 400IU　　E. 500IU

20. 患儿，女，6个月，睡眠不安、夜间啼哭，多汗，枕秃，体检：胸部有肋骨串珠、郝氏沟，被诊断为维生素D缺乏性佝偻病，为治疗本病，口服维生素D的量是（　　）

A. 400IU　　B. 600IU　　C. 800IU
D. 1000IU　　E. 2000IU

21. 患儿，男，1岁，头颈软弱无力，坐、立、行等运动功能落后，被诊断为维生素D缺乏性佝偻病，护士正确的护理是（　）

A. 多练走　　B. 多练站　　C. 多练坐
D. 避免久站　　E. 用矫正器

22. 患儿，女，4个月。因夜啼、多汗、枕秃来院就诊。体格检查：颅骨软化，前囟增大，有手镯征，诊断为佝偻病激期。该患儿一般应服用维生素D至（　）

A. 6个月　　B. 9个月　　C. 1岁
D. 2岁　　E. 3岁

23. 1岁小儿，平时户外活动少。体检：前囟约1cm×1cm，方颅，郝氏沟明显，轻度“O”型腿。血钙、血磷低，碱性磷酸酶增高。该患儿为（　）

A. 维生素D缺乏性佝偻病初期　　B. 维生素D缺乏性佝偻病激期
C. 维生素D缺乏性佝偻病恢复期　　D. 维生素D缺乏性佝偻病后遗症期
E. 维生素D缺乏性手足搐搦症

24. 患儿，男，3岁，体检有鸡胸伴“X”型腿，血钙、血磷正常。该患儿处于（　）

A. 骨软化期　　B. 维生素D缺乏性佝偻病初期
C. 维生素D缺乏性佝偻病激期　　D. 维生素D缺乏性佝偻病恢复期
E. 维生素D缺乏性佝偻病后遗症期

25. 1岁半幼儿，诊断为佝偻病激期。为避免其“O”型腿加重，宜采用下列哪项预防措施（　）

A. 补充维生素D　　B. 补充钙剂　　C. 多晒太阳
D. 减少行走　　E. 外矫形术

26. 患儿，男，4岁，曾患佝偻病。查体见：鸡胸、严重的“X”型腿。该患儿的治疗原则是（　）

A. 多晒太阳　　B. 多做户外活动　　C. 给予预防量维生素D
D. 给予治疗量维生素D　　E. 可考虑矫形手术治疗

27. 患儿，男，8个月，平日多汗，易惊，两日来间断抽搐就诊，发作时T 37.3℃，意识丧失，两眼上翻，手足紧握抽动，可自行缓解入睡，醒后精神好，被诊断为维生素D缺乏性手足搐搦症，他可能存在的隐性体征是（　）

A. 脑膜刺激征　　B. 面神经征　　C. 克氏征
D. 布氏征　　E. 巴氏征

28. 患儿，女，6个月，冬季出生，人工喂养，平时睡眠不安、多汗，今日晒太阳后突然出现全身抽搐5～6次，每次1分钟左右，抽搐间歇期活动如常，体温37.8℃，护士应首先考虑为（　）

A. 急性喉炎　　B. 气管异物
C. 支气管肺炎　　D. 支气管哮喘

E. 维生素D缺乏性手足搐搦症

29. 患儿，女，10个月。因患佝偻病、中度等渗性脱水入院。经输液治疗，脱水已纠正，今出现面肌抽动。应首先考虑（　　）

A. 低钠惊厥　　B. 低钾惊厥　　C. 低钙惊厥

D. 低镁惊厥　　E. 低血糖症

30. 患儿，男，5个月，有反复发作性呼吸困难，伴吸气时喉鸣，唇紫共3次，T 36.7℃。发作期间一般情况良好，无青紫，左枕部有颅骨软化，心肺正常，护士应首先考虑为（　　）

A. 急性喉炎　　B. 气管异物

C. 支气管肺炎　　D. 支气管哮喘

E. 维生素D缺乏性手足搐搦症

31. 患儿，女，6个月。主诉因发热、咳嗽2天，惊厥5次入院，患儿生后人工喂养，未加辅食，查体：体温37.3℃，咽部充血，颅骨软化，在体检过程中，该患儿再次惊厥发作，此时护士正确的抢救步骤是（　　）

A. 补钙、止惊、补维生素D　　B. 止惊、补钙、补维生素D

C. 止惊、补维生素D、补钙　　D. 补维生素D、补钙、止惊

E. 补维生素D、止惊、补钙

32. 患儿，男，8个月，平日多汗，易惊，两日来间断抽搐就诊，发作时T 37.3℃，意识丧失，两眼上翻，手足紧握抽动，可自行缓解入睡，醒后精神好，被诊断为维生素D缺乏性手足搐搦症，此时血钙的值多低于（　　）

A. 2.15～2.28mmol/L　　B. 2.05～2.18mmol/L

C. 1.95～2.08mmol/L　　D. 1.85～1.98mmol/L

E. 1.75～1.88mmol/L

33. 患儿，男，4岁，经检查除存在"O"型腿外，其余均正常。下列护理措施哪项是正确的（　　）

A. 作俯卧位抬头展胸运动　　B. 作仰卧位抬头展胸运动

C. 按摩外侧肌群　　D. 按摩内侧肌群

E. 按摩双侧肌群

A_3/A_4 型题

（34～36题共用题干）

某足月产新生儿，出生体重3500g，身长50cm，一般情况良好，生后即采取母乳喂养。

34. 其母亲授乳时最佳姿势为（　　）

A. 侧卧位　　B. 仰卧位　　C. 俯卧位

D. 立位　　E. 坐位

35. 哺乳后一般将婴儿保持（　　）

A. 左侧卧位　　B. 右侧卧位　　C. 俯卧位

D. 立位　　E. 坐位

36. 哺乳后母乳充足的表现为（　　）

A. 哺乳时能听到吞咽声　　B. 哺后婴儿能安静入睡

C. 体重按正常速度增加　　D. 神经心理发育较正常

E. 每天1次量多的软便

（37～38题共用题干）

患儿，女，1岁，牛奶喂养，未添加辅食。近4个月来食欲差，面色苍白，皮肤弹性差，精神不振，体重6kg，皮下脂肪0.2cm。

37. 该患儿最主要的护理诊断是（　　）

A. 营养失调：低于机体需要量　　B. 有感染的危险

C. 生长发育的改变　　D. 知识缺乏

E. 自我形象紊乱

38. 该患儿目前最主要的护理措施是（　　）

A. 合理喂养　　B. 口服胃蛋白酶帮助消化

C. 预防感染　　D. 预防低血糖

E. 增加户外活动

（39～42题共用题干）

患儿，女，1岁，人工喂养，尚未添加辅食，睡眠不安、多汗、易惊来院就诊。体格检查：方颅，肋骨串珠、肋膈沟，蛙形腹，初步诊断为佝偻病激期。

39. 该患儿最主要的发病原因为（　　）

A. 日光照射不足　　B. 维生素D摄入不足

C. 未按时添加辅助食品　　D. 钙摄入不足

E. 未按时进行站、立、行运动训练

40. 该患儿的护理诊断<u>不包括</u>（　　）

A. 营养不足　　B. 体液不足　　C. 有受伤的危险

D. 有感染的危险　　E. 生长发育异常

41. 该患儿最主要护理措施是（　　）

A. 增加富含维生素D的辅食　　B. 增加户外活动，多晒太阳

C. 使用维生素D制剂　　D. 补充钙剂

E. 预防感染

42. 对该患儿母亲进行护理指导时<u>不妥</u>的是（　　）

A. 指导家长矫正畸形方法　　B. 应及早进行站立等锻炼

C. 多抱患儿到外面晒太阳　　D. 按医嘱给服鱼肝油

E. 密切观察病情变化

（43～45题共用题干）

患儿，女，8个月，因惊厥2次来院就诊。患儿一直人工喂养，未添加辅食。昨日突然发生抽搐，四肢抽动、两眼上翻、面肌抽动、神志不清，每次大约1分钟，缓解后活动自如。体格检查：方颅、枕秃，血清钙1.68mmol/L，余正常。临床初步诊断：维生素D缺乏性手足搐搦症。

43. 该患儿首要的护理诊断为（　　）
A. 有窒息的危险　　B. 有受伤的危险　　C. 有感染的危险
D. 营养失调　　E. 知识缺乏

44. 该患儿现在抽搐的主要原因是（　　）
A. 缺乏维生素 D　　B. 血清钙减少　　C. 热性惊厥
D. 癫痫发作　　E. 碱中毒

45. 该患儿首先应采取的紧急处理措施是（　　）
A. 先补钙，再止惊，最后补维生素 D
B. 先止惊，再补钙，最后补维生素 D
C. 先补维生素 D，再补钙，最后止惊
D. 先补维生素 D，再补钙
E. 先补钙，再补维生素 D

三、测试题参考答案

1. D	2. C	3. B	4. A	5. C	6. E	7. E	8. D	9. A
10. D	11. C	12. E	13. B	14. E	15. D	16. D	17. E	18. D
19. D	20. E	21. D	22. D	23. B	24. E	25. D	26. E	27. B
28. E	29. C	30. E	31. B	32. E	33. C	34. E	35. B	36. C
37. A	38. A	39. A	40. B	41. C	42. B	43. A	44. B	45. B

（张玉兰　梁　红）

第六章　新生儿及新生儿疾病患儿的护理

一、重点与难点

（一）新生儿分类

1. 根据胎龄分类　足月儿、早产儿、过期产儿。

2. 根据体重分类　正常出生体重儿、低出生体重儿、巨大儿。

3. 根据体重与胎龄的关系分类　适于胎龄儿、小于胎龄儿、大于胎龄儿。

4. 高危儿　指已发生或有可能发生危重情况而需要监护的新生儿。

（二）正常足月儿和早产儿的特点及护理

1. 正常足月儿和早产儿的概念　正常新生儿指出生时胎龄满 37～42 周，体重＞2500g，身长＞47cm，无畸形和疾病的活产新生儿；早产儿指胎龄满 28 周至不足 37 周，出生体重＜2500g，身长＜47cm 的活产婴儿。

2. 正常足月儿与早产儿特点

（1）外观特点：通过皮肤、头发、耳壳、指（趾）甲、足底纹、乳腺结节及外生殖器来区分足月儿与早产儿。

（2）生理特点：包括呼吸系统、循环系统、消化系统、泌尿系统、血液系统、神经系统、免疫系统、体温调节等几方面。

3. 新生儿的几种特殊生理状态　生理性体重下降、生理性黄疸、“马牙”和“螳螂嘴”、乳腺肿大、假月经及粟粒疹等。

4. 足月儿及早产儿的主要护理措施

（1）保持呼吸道通畅：及时清除口、鼻腔内分泌物；保持舒适的体位，一般以右侧卧位为好。早产儿呼吸暂停时可采用弹、拍打足底或托背等方法恢复自主呼吸，低氧血症时应立即给氧，采取低浓度、低流量间断吸氧。

（2）维持体温稳定：为新生儿创设适宜的环境温湿度，使新生儿处于“适中温度”中，足月儿室温维持在 22～24℃，早产儿 24～26℃，湿度在 55％～65％，并因地制宜采取各种保暖措施，维持新生儿体温在 36.5～37℃。

（3）预防感染：严格建立并执行消毒隔离制度、做好皮肤护理、保持脐部清洁干燥、及时进行预防接种。

（4）合理喂养：足月儿生后半小时即可吸吮母乳，无法母乳喂养者先试喂 5％～10％

葡萄糖水，首选配方乳喂养；早产儿首选母乳和配方乳，生后补充维生素 K_1 0.5～1mg，每日1次，连用3日。

(5) 密切观察病情：除监测体温、脉搏、呼吸外，还要注意观察婴儿的进食情况、精神反应、哭声、神经反射、面色、皮肤颜色、肢体末梢的温度及大小便等情况。

(三) 新生儿窒息患儿的护理

1. 新生儿窒息是胎儿因缺氧发生宫内窘迫或娩出过程中引起的呼吸、循环障碍。是新生儿伤残和死亡的重要原因之一，需要争分夺秒抢救。

2. 临床表现

(1) 胎儿宫内窒息：早期为胎动增加，胎心率加快≥160次/分钟；晚期则胎动减少甚至消失，胎心<100次/分钟或停搏，羊水被胎粪污染而呈黄绿或墨绿色。

(2) Apgar评分（见教科书表6-2)：Apgar评分8～10分为正常，4～7分为轻度（青紫）窒息，0～3分为重度（苍白）窒息。

3. 治疗要点 生后应立即复苏并做好复苏后处理，即按照ABCDE步骤进行复苏；加强围生期保健，防止孕母疾病，加强胎儿监护，早期预测；估计胎儿娩出后有窒息危险时，应充分做好抢救的准备工作。

4. 护理措施

(1) ABCDE复苏方案：A：通畅气道，清除口、鼻、咽及气道分泌物，保持呼吸道通畅；B：建立呼吸，复苏器加压给氧，通气频率一般为40～60次/分钟；C：恢复循环，如正压通气30秒后，心率<60次/分钟或心率在60～80次/分钟不再增加，应进行胸外心脏按压，按压频率为120次/分钟；D：药物治疗，肾上腺素、扩容剂、碳酸氢钠等；E：评价。

(2) 注意保暖、预防感染及做好健康教育。

(四) 新生儿缺氧缺血性脑病患儿的护理

1. 新生儿缺氧缺血性脑病是指各种围生期因素引起的缺氧和脑血流减少或暂停而导致的胎儿和新生儿脑损伤，足月儿的易损区在大脑矢状旁区的脑组织，早产儿的易损区则位于脑室周围的白质区。

2. 症状 大多出现在生后3天内，主要表现为意识障碍、肌张力和原始反射改变，严重者伴惊厥和脑干功能障碍（瞳孔改变、眼球震颤、呼吸节律改变)，症状轻重不一，临床可分为轻、中、重三度。头颅B超和CT等检查可帮助确定病变的部位、范围及有无颅内出血等情况，血清磷酸肌酸激酶增高的程度有助于对脑损伤程度及预后的判断。治疗主要采取给氧、控制惊厥、控制液体量、降低颅内压、纠正酸中毒、低血糖及低血压。

3. 护理措施 密切观察病情，做好颅内压增高的护理。严密监护患儿的呼吸、心率、血氧饱和度、血压等，注意观察患儿的神志、瞳孔、前囟张力、肌张力及抽搐等症状；遵医嘱给予镇静剂、利尿剂、脱水剂及脑代谢激活剂等，并注意观察药物反应。及时清除呼吸道分泌物，保持呼吸道通畅，选择适当的给氧方法。进行早期康复干预。

(五) 新生儿颅内出血患儿的护理

1. 新生儿颅内出血主要由缺氧或产伤引起的脑血管损伤，是新生儿常见的危重疾病。

早产儿多见，病死率高，预后较差，存活者常留有神经系统后遗症。

2. 主要表现为神经系统的兴奋或抑制症状：①意识形态改变：激惹、过度兴奋或表情淡漠、嗜睡、昏迷等；②呼吸改变：增快或减慢，不规则或暂停；③颅内压力增高：前囟隆起、血压升高、抽搐、角弓反张、脑性尖叫；④眼症状：凝视、斜视、眼球上转困难、眼球震颤等；⑤瞳孔：不对称，对光反应差；⑥肌张力改变：早期增高，以后减低；⑦其他：贫血、黄疸。

3. 脑脊液、影像学检查、CT 和 B 超等有助于诊断和判断预后。治疗主要采取给氧、止血、控制惊厥、降低颅内压、纠正酸中毒等，及时给予脑代谢激活剂，以减少并发症及后遗症。

4. 护理措施

(1) 密切观察病情，降低颅内压：患儿应绝对静卧至病情稳定。为防止出血加重和减轻脑水肿，将头肩部抬高 15°～30°，侧卧位尽量少搬动；及早发现颅内压增高征象，做好抢救准备，通知医生；遵医嘱给予止血剂、镇静剂、利尿剂等，并注意观察药物疗效。

(2) 保持呼吸道通畅，维持正常呼吸型态：及时清除呼吸道分泌物，避免患儿气道阻塞或受压；合理用氧，可减轻颅内出血。

(3) 供给足够的能量和水分：病重者应适当推迟喂养，禁食期间按医嘱静脉输液，液体量每日 60～80ml/kg，速度宜慢，并在 24 小时内均匀输入。吸吮力差可先用滴管喂养。

(4) 维持体温稳定：体温过高时应予物理降温，体温过低时采用远红外床、暖箱或热水袋等保暖。

（六）新生儿肺炎患儿的护理

1. 新生儿肺炎是新生儿时期常见病，可分为吸入性肺炎和感染性肺炎两大类，主要病因是宫内感染、出生时和出生后感染。吸入性肺炎主要表现为在复苏或生后数小时出现呼吸急促（呼吸＞60 次/分钟）、青紫、鼻翼扇动、三凹征、口吐泡沫或从口腔内流出液体，两肺可闻及干湿性啰音。感染性肺炎患儿一般症状不典型，主要表现为反应差、发热或体温不升、哭声弱、拒奶、吐乳、口吐白沫、气促、发绀、呼吸不规则、肺部体征早期不明显，病程中可出现双肺呼吸音粗。

2. 细菌感染者白细胞总数升高；病毒感染者、体弱儿及早产儿白细胞总数多降低；胸片可显示肺纹理增粗，有点片状阴影；血气分析 PaO_2 下降，$PaCO_2$ 升高，pH 降低；用免疫学的方法监测细菌抗原、血清检测病毒抗体及衣原体特异性的 IgM 等有助诊断。

3. 治疗要点　吸入性肺炎应尽快清除吸入物，保持呼吸道通畅，同时给氧、保暖及对症处理。感染性肺炎主要是保持呼吸道通畅，吸氧、控制感染、注意保暖、合理喂养及支持疗法，防止并发症发生。

4. 护理措施　包括保持呼吸道通畅，合理用氧、维持正常体温、供给足够的能量及水分和密切观察病情。

（七）新生儿寒冷损伤综合征患儿的护理

1. 新生儿寒冷损伤综合征是由多种原因引起的低体温，皮肤、皮下脂肪变硬和水肿。寒冷、早产、低体重、感染和窒息可能是其致病因素。

2. 首发症状为低体温，体核温度（肛门内 5cm 处温度）常<35℃，重症<30℃；皮肤呈暗红色或青紫色，皮肤硬肿，紧贴皮下组织不能移动，按之似橡皮样，硬肿常呈对称性，硬肿发生的顺序为：小腿→大腿外侧→整个下肢→臀部→面颊→上肢→全身；严重者可并发休克、DIC、急性肾衰竭及肺出血等多器官功能衰竭。

3. 治疗要点　主要是复温，应循序渐进、逐渐复温。同时供给充足的热量和液体，控制感染，积极预防和纠正器官功能紊乱，及时处理肺出血、微循环障碍、肾衰竭及 DIC 等。

4. 护理措施　复温：①对肛温>30℃，$T_{A-R}\geqslant0$ 的轻、中度患儿，将患儿置于 30℃的暖箱中，每小时监测肛温一次。根据患儿体温恢复情况调节暖箱温度在 30～34℃范围内，使患儿在 6～12 小时恢复正常体温；②对肛温小于 30℃，$T_{A-R}<0$ 的重度患儿，应将患儿置于比其体温高 1～2℃的暖箱中，以后每小时提高暖箱温度 0.5～1℃（箱温不超过 34℃），使患儿体温在 12～24 小时恢复正常；③如无条件者可采用母亲怀抱、热水袋、温水浴等保暖复温，但要防止烫伤；保证热能供给；预防感染；密切观察病情。

（八）新生儿败血症患儿的护理

1. 新生儿败血症是指病原菌侵入新生儿血液循环，并在其中生长、繁殖、产生毒素而引起的全身感染性疾病。其主要病原菌为葡萄球菌，主要感染途径是产后的脐部感染。其表现无特异性。一般表现为反应低下、嗜睡、发热或体温不升、不吃、不哭、体重不增等症状。严重者可并发肺炎、化脓性脑膜炎等。

2. 白细胞计数升高或降低，中性粒细胞增高，C 反应蛋白增高；血培养阳性是确诊的重要依据。脑脊液培养、局部分泌物培养等检查有助于明确诊断。

3. 治疗要点　包括早期、联合、足量、足疗程静脉应用抗生素，以及对症、支持疗法等。

4. 护理措施　包括控制感染：清除局部感染病灶；遵医嘱静脉输入有效抗生素；维持体温稳定；保证营养供给；密切观察病情，警惕肺炎、脑膜炎及感染性休克的发生。

（九）新生儿黄疸患儿的护理

1. 新生儿黄疸是由于血中胆红素（大部分为未结合胆红素）在体内积聚而引起皮肤黏膜等黄染的现象。临床以生理性黄疸多见，其原因是新生儿胆红素代谢特点所致。病理性黄疸的常见原因有感染性疾病（新生儿肝炎、新生儿败血症及其他感染等）和非感染性疾病（新生儿溶血症、胆道闭锁、母乳性黄疸等）。

2. 临床表现

（1）生理性黄疸：一般状况良好，生后 2～3 天出现黄疸，5～7 天最重，10～14 天消退，未成熟儿可延迟至 3～4 周，血清胆红素<205.2μmol/L（12mg/dl），早产儿<257μmol/L（15mg/dl）。60%的足月儿和 80%的早产儿出现生理性黄疸。

（2）病理性黄疸（高胆红素血症）：具备下列任何一项即为病理性黄疸：①黄疸出现早：常在 24 小时内出现；②黄疸程度重，血清胆红素：足月儿>221μmol/L（12.9mg/dl）、早产儿>257μmol/L（15mg/dl）、或每日上升>85μmol/L（5mg/dl）；③黄疸持续时间长，足月儿>2 周，早产儿>4 周；④黄疸退而复现或进行性加重；⑤血清结合胆红素＞34μmol/L（2mg/dl）。

3. 检查血清总胆红素、血清结合胆红素增高，红细胞、血红蛋白降低及网织红细胞、有核红细胞增多，母婴血型不合，患儿红细胞直接抗人球蛋白试验阳性，患儿红细胞抗体释放试验阳性，患儿血清游离抗体阳性、肝功能检查异常等。

4. 治疗要点　生理性黄疸不需特殊治疗。病理性黄疸应积极治疗原发疾病，降低血清胆红素，控制感染，供给营养，及时纠正酸中毒和缺氧等。

5. 护理措施

（1）密切观察病情，预防胆红素脑病：注意皮肤、巩膜、大小便的色泽变化和神经系统的表现。当血清胆红素＞342μmol/L（20mg/dl）时，有发生胆红素脑病可能，患儿出现精神反应差，食欲不振，拒乳，以后出现尖叫、凝视、角弓反张甚至抽搐等症状。

（2）实施光照疗法和换血疗法。

（3）遵医嘱输入血浆，其可与游离的未结合胆红素结合。给予肝酶诱导剂（苯巴比妥），可诱导葡萄糖醛酸转移酶的活性，加速未结合胆红素的转化和排泄。

（4）减轻心脑负担，防止心力衰竭，如有心衰表现，遵医嘱给予吸氧、利尿剂、纠酸和洋地黄类药物等，并密切监测用药的反应，以防中毒。

（十）新生儿溶血病患儿的护理

1. 新生儿溶血病是指母、婴血型不合，母血中血型抗体通过胎盘进入胎儿循环，引起的新生儿同种免疫性溶血。以ABO血型系统不合最为多见，其次是Rh血型系统不合。

2. 临床表现　包括：黄疸、贫血、肝脾肿大、胆红素脑病。ABO溶血病较轻，Rh溶血病较重。

3. 进行母婴血型测定、血常规及婴儿血清学检查确诊新生儿溶血病。

4. 治疗　主要采取产前治疗（提前分娩、血浆置换、宫内输血等）和新生儿治疗（光照疗法、换血疗法、纠正贫血及对症治疗等）。护理措施：密切观察病情，预防胆红素脑病；减轻心脑负担，防止心力衰竭。

（十一）新生儿呼吸窘迫综合征患儿的护理

1. 新生儿呼吸窘迫综合征又称新生儿肺透明膜病，多见于早产儿，是由于缺乏肺泡表面活性物质而使肺泡进行性不张。病理上以肺泡壁附有嗜伊红的透明膜和肺不张为特征，故又称新生儿肺透明膜病。

2. 多数患儿于生后2～6小时（不超过12小时）出现进行性呼吸困难和发绀，伴烦躁不安、鼻翼扇动、三凹征、呼气性呻吟。甚至出现充血性心力衰竭，重者可并发肺出血等。通过X线检查（毛玻璃样改变、支气管充气征及白肺）和泡沫试验协助诊断。治疗要点：给氧、辅助呼吸、保暖等对症和支持治疗，尽早使用肺泡表面活性物质。护理措施：改善呼吸功能；严密观察病情；保证营养供给；预防感染。

二、测 试 题

A_1 型题

1. 新生儿生理性体重下降占体重的（　）

A. 2%～5%　　B. 3%～9%　　C. 5%～10%

D. 2%～15%　　E. 7%～20%

2. 早产儿给氧的适宜方法为（　）

A. 氧浓度为10%～15%，持续给氧

B. 氧浓度为20%～25%，间歇给氧

C. 氧浓度为30%～40%，间歇给氧

D. 氧浓度为45%～50%，间歇给氧

E. 氧浓度为55%～60%，间歇给氧

3. 有关早产儿的喂养以下哪项<u>不妥</u>（　）

A. 首选母乳

B. 喂乳间隔时间根据出生体重而异

C. 根据吸吮及吞咽能力选择不同的喂养方式

D. 未成熟儿生长发育快，生后即应供给高能量

E. 一般在生后2～4小时试喂糖水

4. 新生儿抢救过程中要注意保暖，肛温应该维持在（　）

A. 30～32℃　　B. 34～36℃　　C. 36～36.5℃

D. 36.5～37℃　　E. 37～38℃

5. 未成熟儿易出现低体温的主要原因是（　）

A. 代谢率高，产热少　　B. 体表面积相对较大，散热快

C. 棕色脂肪多，产热少　　D. 肌肉发育差，产热少

E. 体温调节功能强，散热快

6. 早产儿有呼吸暂停，主要是因为（　）

A. 肺泡数量相对少　　B. 呼吸中枢发育不成熟

C. 肺泡表面活性物质少　　D. 肋间肌力弱

E. 膈肌位置高

7. 关于窒息的临床表现的评价，常用Apgar评分，下面哪一项内容不是其评分项目（　）

A. 呼吸情况　　B. 皮肤颜色　　C. 瞳孔大小

D. 心率　　E. 肌张力及反应情况

8. 下列哪项与重度缺氧缺血性脑病的临床诊断<u>不相符</u>（　）

A. 昏迷　　B. 肌张力低下　　C. 瞳孔对光反应消失

D. 体温正常　　E. 肌张力正常

9. 新生儿颅内出血患儿发生颅内压增高时宜选用（　）

A. 20%甘露醇　　B. 呋塞米（速尿）　　C. 地塞米松

D. 50%葡萄糖　　E. 氢化可的松

10. 预防新生儿颅内出血的关键措施为（　）

A. 生后及时吸氧　　B. 及时注射维生素K　　C. 生后积极建立呼吸

D. 加强孕产期保健　　E. 保持安静，少搬动

11. 新生儿寒冷损伤综合征主要的致病因素是（　　）

A. 肺炎　　B. 腹泻　　C. 黄疸

D. 贫血　　E. 寒冷

12. 新生儿寒冷损伤综合征皮肤硬肿发生的顺序是（　　）

A. 下肢-臀部-面颊-上肢-全身　　B. 臀部-面颊-下肢-上肢-全身

C. 上肢-臀部-面颊-下肢-全身　　D. 面颊-臀部-上肢-下肢-全身

E. 面颊-下肢-臀部-上肢-全身

13. 重症新生儿寒冷损伤综合征的常见死亡病因是（　　）

A. 肾出血　　B. 肺出血　　C. 硬肿部位出血

D. 颅内出血　　E. 消化道出血

14. 新生儿败血症最易合并的疾病是（　　）

A. 化脓性脑膜炎　　B. 肺炎　　C. 皮肤脓肿

D. 骨髓炎　　E. 深部组织脓肿

15. 关于生理性黄疸描述**错误**的是（　　）

A. 生后 2～3 天开始出现黄疸　　B. 表现为食欲下降，哭声低弱

C. 一般 7～14 天自然消退　　D. 早产儿可延迟到 3 周消退

E. 血清胆红素浓度＜205.2μmol/L

16. 下列哪项是新生儿生理性黄疸的特点（　　）

A. 血清胆红素＞205.2μmol/L　　B. 生后 2～3 天出现黄疸

C. 黄疸于第 10 天加重　　D. 黄疸持续时间＞4 周

E. 黄疸退而复现

A_2 型题

17. 一新生儿，胎龄 286 天，出生体重（3.5kg）位于同胎龄体重标准的第 85 百分位，正确判断此新生儿为（　　）

A. 早产儿、小于胎龄儿　　B. 过期产儿、大于胎龄儿

C. 足月儿、巨大儿　　D. 足月儿、适于胎龄儿

E. 足月儿、大于胎龄儿

18. 6 天女婴，其母换尿布时发现阴道分泌物呈粉红色的黏液，无其他出血倾向，无贫血，吃奶好，大便正常。护士应该解释这种黏液是下列哪种情况的结果（　　）

A. 阴道腺未成熟

B. 阴道黏膜炎症

C. 真菌感染

D. 受母体雌激素影响而出现的假月经

E. 处女膜破裂

19. 一个出生 3 天的男婴，母亲为其洗澡时发现左乳腺有一鸽蛋大小的肿块，下列哪项处理是妥当的（　　）

A. 积极使用抗生素　B. 用力挤压
C. 无须处理，继续观察　D. 手术切除
E. 挑割肿块

20. 孕 39 周刚出生的男婴，出生体重 3500g，身长 50cm，皮肤红润，胎毛少，足底纹理遍及整个足底。最可能为（　）

A. 足月小样儿　B. 足月儿　C. 早产儿
D. 巨大儿　E. 低出生体重儿

21. 一新生儿，胎龄 34 周，出生体重 2.6kg，身长 47cm，皮肤红嫩，胎毛多，头发细软，足底前 1/3 有足纹，该新生儿应为（　）

A. 足月小样儿　B. 足月儿　C. 过渡足月儿
D. 早产儿　E. 低出生体重儿

22. 患儿，女，15 天，早产儿，母乳喂养，每天 8～10 次，体重 3.2kg，家长询问小儿室内应保持的温度，护士告知正确的是（　）

A. 16～18℃　B. 20～22℃　C. 22～24℃
D. 24～26℃　E. 28℃

23. 某足月产新生儿，出生体重 3500g，身长 50cm，一般情况良好，生后即采取母乳喂养。哺乳后一般将婴儿保持（　）

A. 左侧卧位　B. 右侧卧位　C. 俯卧位
D. 立位　E. 坐位

24. 患儿，女，出生 8 小时，对婴儿提供的护理措施，下列说法<u>**不正确**</u>的是（　）

A. 入室后了解 Apgar 评分情况　B. 选择母乳喂养
C. 持续仰卧位，颈部前屈　D. 密切观察呼吸和面色
E. 选择母乳喂养

25. 某孕妇第一胎因出生重度窒息死亡，现孕第二胎，在询问病史时，下列哪项与新生儿窒息发生有关（　）

A. 母有妊高史　B. 母孕期营养过剩　C. 母有乙肝史
D. 母有慢性咳嗽史　E. 母有先兆流产史

26. 足月新生儿，出生后 1 分钟，心率 70 次/分钟，呼吸弱而不规则，全身皮肤青紫，四肢张力松弛，喉反射消失，Apgar 评分为 2 分（　）

A. 正常新生儿　B. 轻度窒息　C. 青紫窒息
D. 重度窒息　E. 急性窒息

27. 某新生儿出生时，身体红，四肢青紫，心率 90 次/分钟，呼吸 15 次/分钟，四肢略屈曲，弹足底有皱眉，其 Apgar 评分为（　）

A. 3 分　B. 4 分　C. 5 分
D. 6 分　E. 7 分

28. 某新生儿出生后无呼吸，心率＜80 次/分钟，全身苍白，四肢瘫软，应首先采取的抢救措施是（　）

A. 注射呼吸兴奋剂　　B. 人工呼吸　　C. 鼻导管给氧
D. 气管插管加压给氧　　E. 清理呼吸道

29. 孕41周女婴，出生体重3.3kg，出生前有宫内窘迫，出生后Apgar评分1分钟4分，5分钟6分，出生后1小时发现患儿肌张力增强，容易激惹，继而出现惊厥，握持反射减弱。不需紧急处理的是（　）

A. 控制惊厥　　B. 吸氧　　C. 监测生命体征
D. 建立静脉通道　　E. 进行头颅CT或B超

30. 患儿，女，足月儿，生后5天，母乳喂养。出生第3天食奶量明显减少，第4天皮肤出现黄染而就诊。体检：体温37.8℃，脐部周围皮肤出现红肿，诊断为新生儿脐炎。此疾病最常见的病原菌是（　）

A. 大肠杆菌　　B. 铜绿假单胞菌　　C. 溶血性链球菌
D. 金黄色葡萄球菌　　E. 表皮葡萄球菌

31. 患儿，女，生后4天，母乳喂养。出生第3天食奶量明显减少，第四天皮肤出现黄染而就诊。体检：体温36℃，脐部红肿伴有脓性分泌物，诊断为新生儿脐炎。局部皮肤常用的消毒药物是（　）

A. 30%酒精　　B. 95%酒精
C. 0.1%新洁尔灭（苯扎溴铵）　　D. 3%双氧水
E. 0.5%碘附

32. 患儿，男，出生5天。母乳喂养。出生第三天食奶量明显减少，第4天皮肤出现黄染而就诊。体检：体温36℃，脐部周围皮肤红肿，诊断为新生儿脐炎。主要的护理措施是（　）

A. 彻底清除感染灶　　B. 高蛋白饮食　　C. 有效保湿
D. 防止感染　　E. 防止外伤

33. 一新生儿，早产，轻度窒息，出生3天后出现烦躁，脑性尖叫、前囟饱满，肌张力增高，最可能的诊断是（　）

A. 新生儿低血糖　　B. 新生儿化脓性脑膜炎
C. 新生儿颅内出血　　D. 胆红素脑病
E. 新生儿缺氧缺血性脑病

34. 患儿，女，孕35周早产，1月5日分娩于家中，生后第二天体温35℃，哭声低，拒奶，全身及四肢冷，两小腿外侧轻度水肿，皮肤光滑呈暗红色。血白细胞6.0×10^9/L，血糖2.4mmol/L。诊断最可能的是（　）

A. 新生儿败血症　　B. 新生儿硬肿症　　C. 新生儿肺炎
D. 新生儿低血糖　　E. 新生儿休克

35. 患儿，男，早产儿，胎龄36周，出生后8天，两日来发现患儿不哭，拒乳、反应低下。体温34℃，双面颊、肩部、臀部、下腹部、大腿及小腿外侧皮肤发硬，按之如橡皮样，考虑为新生儿寒冷损伤综合征。首选的治疗是（　）

A. 复温，逐渐调高温箱温度，使体温逐渐达36℃左右

B. 滴管或鼻管喂养，开始能量为80kcal/(kg·d)，以后逐渐调至正常所需热量

C. 补液10%葡萄糖及生理盐水60～80ml/(kg·d)，糖盐比为4：1

D. 青霉素或氨基糖苷类抗生素防治感染

E. 地塞米松静滴，每次0.5～1mg/kg，1～2次/日

36. 患儿出生2天，宫内窒息，生后不吃、不哭，体温降至31℃。检查发现右小腿外侧皮肤变硬，指压性水肿。该患儿的主要护理问题是（　　）

A. 营养失调　　B. 皮肤完整性受损　　C. 体温过低

D. 有感染的危险　　E. 家长知识缺乏

37. 患儿，女，早产儿，胎龄32周，生后6天，近3日患儿哭声减弱，活动减少，拒乳、反应低下。体温34℃，双面颊、肩部、臀部、下腹部、大腿及小腿外侧皮肤发硬，按之如橡皮样，属重度新生儿寒冷损伤综合征。该患儿恢复正常体温需要的时间是（　　）

A. 1～2小时　　B. 2～4小时　　C. 4～8小时

D. 8～10小时　　E. 12～24小时

38. 患儿，女，生后9天，精神委靡，拒乳，测体温38.7℃，心率150次/分钟，皮肤有脓疱疮，诊断新生儿败血症。此患儿首先的护理诊断是（　　）

A. 有体温改变的危险　　B. 皮肤完整性受损

C. 营养失调：低于机体需要量　　D. 潜在并发症：肺炎

E. 知识缺乏

39. 新生儿，20天，发热3天，皮肤黄染退而复现3天，精神委靡、嗜睡、拒乳、不哭、不动，脐窝有少许脓性分泌物，诊断为新生儿败血症，其首选的护理措施是（　　）

A. 消除脐部感染灶　　B. 少量多次喂水　　C. 维持体温恒定

D. 避免声光刺激　　E. 立即放入暖箱

40. 患儿，女，生后7天，近日来，巩膜、皮肤黄染明显，来医院就诊。查体：T36.8℃、P 132次/分钟、R 24次/分钟，精神、食欲及大小便均正常。其黄疸可能为（　　）

A. 新生儿败血症　　B. 新生儿溶血症　　C. 先天性胆道闭锁

D. 新生儿肝炎　　E. 生理性黄疸

41. 一新生儿，生后16天，诊断为母乳性黄疸，一般状况良好，应采取的措施是（　　）

A. 继续母乳喂养　　B. 间隔母乳喂养　　C. 暂停母乳喂养

D. 给予蓝光照射　　E. 给予酶诱导剂

42. 一新生儿，生后10小时，发现皮肤、黏膜及巩膜黄染，精神差，查血清胆红素155μmol/L，其他未见异常，护士考虑该患儿最可能的诊断是（　　）

A. 生理性黄疸　　B. 先天性胆管阻塞　　C. 颅内出血

D. 败血症　　E. 溶血症

43. 一早产儿，生后5天，皮肤、黏膜及巩膜黄染，黄疸逐渐加重，血清胆红素

342μmol/L，观察患儿呈嗜睡状态，且反应低下、吸吮无力、肌张力减低、拥抱反射减弱，该患儿可能发生了（　　）

A. 颅内出血　　B. 先天性胆管阻塞　　C. 胆红素脑病
D. 溶血症　　E. 惊厥

44. 患儿，男，早产儿，胎龄36周，出生后5天，2日来发现患儿不哭，拒乳、反应低下。体温30℃，双面颊、肩部、臀部、下腹部、大腿及小腿外侧皮肤发硬，按之如橡皮样，属重度新生儿寒冷损伤综合征。其损伤面积为（　　）

A. 5%～10%　　B. 10%～15%　　C. 20%～30%
D. 30%～40%　　E. 大于50%

45. 某34周新生儿，生后5小时出现呼吸困难、呻吟，体检：双肺呼吸音低，未闻及干湿啰音，胸片示双肺野可见均匀小颗粒及网状阴影. 最可能的诊断是（　　）

A. 胎粪吸入综合征　　B. 感染性肺炎　　C. 湿肺
D. 缺血缺氧性脑病　　E. 新生儿肺透明膜病

46. 一新生儿生后不久出现进行性呼吸困难，伴烦躁不安、鼻翼扇动、呼气性呻吟，心率快，心音由强变弱，诊断为新生儿呼吸窘迫综合征。该病的发病时间多在（　　）

A. 生后1～2小时内　　B. 生后2～4小时内　　C. 生后2～6小时内
D. 生后6～8小时内　　E. 生后12小时内

47. 某早产儿，孕35周出生，生后3小时出现进行性呼吸困难和发绀，查体：胸部下陷，肺底部闻少许湿啰音，心率：168次/分钟，心音低钝。下列的护理措施哪项是<u>错误</u>的（　　）

A. 保持呼吸道通畅　　B. 保暖
C. 供氧　　D. 病情严重时使用人工呼吸机
E. 酌情使用肺泡表面活性物质

48. 一早产儿，生后5天，近两天来少吃、不哭、体温低住院。体检：肛温33℃，面颊、四肢皮肤暗红，皮下脂肪硬，心率92次/分钟。该病最主要的诊断依据是（　　）

A. 发病于寒冷季节　　B. 体温不升　　C. 皮下脂肪硬化、水肿
D. 早产儿　　E. 感染

A_3/A_4 型题

（49～51题共用题干）

早产儿，男，日龄1天。有窒息史，主要表现嗜睡，反应差，肌力低，查体，前囟张力稍高，拥抱、吮吸反射减弱，初步诊断：新生儿缺血缺氧性脑病。

49. 可能出现脑损伤的部位是（　　）

A. 大脑皮质　　B. 大脑前脚　　C. 大脑基底节
D. 大脑矢状窦　　E. 脑室周围白质

50. 欲行CT检查，最适合检查时间为（　　）

A. 生后1～6天　　B. 生后2～5天　　C. 生后1周左右
D. 生后10天左右　　E. 生后2周左右

51. 该患儿病情平稳后，促进脑功能能恢复的护理是（ ）

A. 固定肢体在功能位

B. 维持氧饱和度的稳定

C. 保证足够的热量供给

D. 减少探视次数

E. 动作训练和感知刺激的干预措施

（52～54 题共用题干）

早产男婴，7 天，因“咳嗽伴呛奶 1 天”入院，查体：T37.5℃，全身皮肤黏膜及巩膜黄染，口周发绀，口吐白沫，呼吸略急促，双肺呼吸音增粗，心音有力，无杂音。腹软，脐带未脱落，脐周无红肿；肝肋下 2.0cm，质软，脾未扪及。

52. 该患儿最可能的诊断是（ ）

A. 新生儿肝炎　　B. 新生儿肺炎　　C. 新生儿肺透明膜病

D. 新生儿湿肺　　E. 新生儿脐炎

53. 入院第二天，患儿出现烦躁、哭闹，双肺听诊可闻及小水泡音。心音有力，心率 156 次/分钟，肝肋下 1.5cm，下列哪项治疗措施目前不需实施（ ）

A. 吸氧　　B. 保持适宜环境温度

C. 肌注苯巴比妥减轻烦躁耗氧　　D. 给予呋塞米减轻心脏负荷

E. 给予地高辛治疗心衰

54. 患儿拍片提示脓气胸，考虑病原体可能是（ ）

A. 金黄色葡萄球菌　　B. 呼吸道合胞病毒　　C. 铜绿假单胞菌

D. 腺病毒　　E. 白色念珠菌

（55～56 题共用题干）

患儿，女，日龄 3 天，胎龄 32 周。查体：体重 1400g，肛温 32℃，腋-肛温差 2℃，全身硬肿，诊断为新生儿硬肿症。

55. 该患儿体温调节与皮下脂肪特点哪项正确（ ）

A. 体温调节中枢发育成熟　　B. 体表面积小，不易散热

C. 能量储备多　　D. 棕色脂肪多

E. 皮下脂肪中饱和脂肪酸含量高

56. 为该患儿输液时，静脉滴入的液体应加温至（ ）

A. 31℃左右　　B. 32℃左右　　C. 33℃左右

D. 34℃左右　　E. 35℃左右

（57～59 题共用题干）

患儿，日龄 10 天。近 4 天吃奶不好，哭声弱，抽搐 1 次。查体：体温 39℃，面色发灰，皮肤明显黄染，脐窝少许脓性分泌物，前囟饱满。初步诊断为新生儿败血症。

57. 为明确诊断，首先检查的项目是（ ）

A. 血糖测定　　B. 血钙、磷测定　　C. 血清胆红素测定

D. 血细菌培养　　E. 脑 CT 检查

58. 此患儿的感染因素最可能的是（　　）

A. 母亲孕期患有菌血症　　B. 胎膜早破
C. 助产过程中消毒不严格　　D. 细菌经皮肤入侵
E. 细菌经脐部入侵

59. 该病最根本的治疗措施是（　　）

A. 光照疗法　　B. 输血浆或鲜血
C. 选择敏感抗生素　　D. 供应足够热卡，注意保暖
E. 换血疗法

（60～62 题共用题干）

一新生儿于生后 24 小时内出现黄疸，伴贫血、水肿、肝脾增大。

60. 首选检查的项目是（　　）

A. 血清胆红素测定　　B. 检测母子血型
C. 做细菌培养及药敏试验　　D. 肝功能血清学检查
E. 肝胆 B 超

61. 下述母子血型关系哪组最可能发生新生儿“ABO”血型不合溶血症（　　）

A. 母 A 子 O　　B. 母 O 子 A　　C. 母 B 子 O
D. 母 O 子 AB　　E. 母 AB 子 A

62. 首先采取的处理措施是（　　）

A. 输入白蛋白　　B. 输入血浆　　C. 酶诱导剂
D. 光照疗法　　E. 换血疗法

（63～65 题共用题干）

患儿，女，32 周早产，小于胎龄儿，生后出现哭声异常，阵发性青紫，肢体抖动，实验室检查：血糖 1.7mmol/L，诊断为新生儿低血糖。

63. 常见病因是（　　）

A. 足月儿　　B. 巨大儿　　C. 早产儿
D. 过渡期新生儿　　E. 过期产新生儿

64. 如果患儿不能经口进食，需要静脉补充葡萄糖，其速度是（　　）

A. 1～2mg/(kg・min)　　B. 3～4mg/(kg・min)
C. 4～5 mg/(kg・min)　　D. 6～8 mg/(kg・min)
E. 9～10 mg/(kg・min)

65. 输入葡萄糖时，主要的措施是（　　）

A. 给予高糖饮食　　B. 给予高蛋白饮食　　C. 监测血糖变化
D. 防止外伤　　E. 注意保暖

三、测试题参考答案

1. B	2. C	3. D	4. D	5. B	6. B	7. C	8. E	9. B
10. E	11. E	12. A	13. B	14. A	15. B	16. B	17. D	18. D
19. C	20. B	21. D	22. D	23. B	24. C	25. A	26. D	27. C
28. E	29. E	30. D	31. D	32. A	33. C	34. B	35. A	36. C
37. E	38. A	39. C	40. E	41. C	42. E	43. C	44. E	45. E
46. C	47. E	48. C	49. E	50. B	51. E	52. B	53. E	54. A
55. E	56. E	57. D	58. E	59. C	60. B	61. B	62. D	63. C
64. D	65. C							

（梁　红　张玉兰）

第七章 消化系统疾病患儿的护理

一、重点与难点

（一）小儿消化系统解剖生理特点

1. 口腔　足月新生儿出生时已具有较好的吸吮和吞咽功能，早产儿则吸吮和吞咽功能较差。3～4 个月时唾液分泌开始增多，5～6 个月时明显增多，常发生生理性流涎。

2. 食管和胃　新生儿和婴儿的食管呈漏斗状，婴儿胃呈水平位，贲门括约肌发育不成熟而幽门括约肌发育良好，吸乳时又常吸入空气，故易发生溢奶和呕吐。

3. 肠　婴儿肠道相对较成人长，肠黏膜血管丰富。肠系膜相对较长且活动度大，易发生肠套叠及肠扭转。

4. 肝　婴幼儿正常肝脏可在右肋下 1～2cm 处触及，6 岁后肋下即触不到。

5. 胰腺　新生儿和小婴儿胰蛋白酶和胰脂肪酶的活性较低，胰淀粉酶的活性更低，故 3 个月以下小儿不宜喂淀粉类食物。

6. 肠道细菌　肠道菌群受食物成分影响，母乳喂养者以双歧杆菌为主，人工喂养儿和混合喂养者肠内的大肠杆菌、嗜酸杆菌、双歧杆菌及肠球菌所占比例几乎相等。

7. 健康小儿粪便　人乳喂养儿粪便呈黄色或金黄色；人工喂养儿粪便呈淡黄色或灰黄色；混合喂养儿粪便与喂牛乳者相似，但质地较软、颜色较黄。

（二）口炎患儿的护理

1. 口炎是指口腔黏膜的炎症。多见于婴幼儿，鹅口疮为白色念珠菌感染所致，疱疹性口腔炎为单纯疱疹病毒感染所致，溃疡性口炎主要是由链球菌、金黄色葡萄球菌、肺炎链球菌等感染引起。

2. 临床表现　鹅口疮的特征是口腔黏膜表面出现白色乳凝块样小点或小片状物；疱疹性口炎传染性强，常在集体托幼机构引起小流行，起病时发热，齿龈、舌、唇内、颊黏膜处出现散在或成簇的黄白色小疱疹，周围有红晕，迅速破溃后形成浅溃疡；溃疡性口炎初起时口腔黏膜充血、水肿，继而形成大小不等的糜烂面或浅溃疡，表面有纤维性炎性渗出物形成的灰白色假膜。

3. 治疗要点　以清洁口腔及局部涂药为主，注意水分及营养的补充，严重者可全身用药。

4. 护理措施　鹅口疮患儿宜用 2%的碳酸氢钠溶液清洗，溃疡性口炎用 3%过氧化氢溶液或 0.1%依沙吖啶溶液清洗溃疡面。清洗口腔以餐后 1 小时左右为宜；注意水分和营养的补充，以温凉流质或半流质饮食为宜，避免酸、辣、热、粗、硬等刺激性食物以减轻疼痛。清洁口腔及局部涂药时，动作要轻、快、准，对由于疼痛影响进食者，可按医嘱在进食前局部涂 2%利多卡因。

（三）腹泻患儿的护理

1. 小儿腹泻是一组由多病原、多因素引起的以大便次数增多和性状改变为特征的消化道综合征。引起小儿腹泻的主要原因有感染因素与非感染因素。寒冷季节的婴幼儿腹泻 80%由病毒感染引起，主要为轮状病毒。

2. 临床表现

（1）轻型腹泻常由饮食因素及肠道外感染引起。以胃肠道症状为主，大便次数增多，但一般每天在 10 次以内。无脱水及全身中毒症状。

（2）重型腹泻多由肠道内感染引起，除有较重的胃肠道症状外，还有较明显的脱水、电解质紊乱和全身中毒症状。

（3）生理性腹泻：多见于 6 个月以内婴儿，外观虚胖，常有湿疹，生后不久即腹泻，除大便次数增多外，无其他症状，不影响生长发育。

3. 实验室检查　便常规无或偶见白细胞多为非侵袭菌感染，大便中有较多的白细胞多由于各种侵袭菌感染所致，便培养可检出致病菌；血钠测定可了解脱水性质，血钾测定可反映体内缺钾的程度，血气分析可了解体内酸碱平衡紊乱的程度和性质，重症患儿可检测血钙、镁、尿素氮等。

4. 治疗要点　调整饮食，预防和纠正水、电解质和酸碱平衡紊乱，合理用药，加强护理，预防并发症的发生。

5. 护理措施

（1）调整饮食：严重呕吐者可暂时禁食 4～6 小时（不禁水）；母乳喂养儿继续哺乳暂停辅食；人工喂养儿可喂等量米汤或稀释的牛奶或其他代乳品，由米汤、粥、面条等逐渐过渡到正常饮食；病毒性肠炎多有双糖酶（主要是乳糖酶）缺乏，可暂停乳类喂养，改为豆类代乳品或发酵奶或去乳糖配方奶粉喂养。腹泻停止后，逐渐恢复营养丰富的饮食，并每日加餐一次，共 2 周。

（2）遵医嘱合理药物治疗：病毒及非侵袭性细菌所致的水样便腹泻，选用微生态制剂和黏膜保护剂；侵袭性细菌感染所致的黏液或黏液脓血便患者，应根据临床特点，结合大便细菌培养和药敏试验结果选用抗生素，避免使用止泻剂。

（3）纠正水、电解质紊乱及酸碱失衡。

（4）严格执行消毒隔离措施：对感染性腹泻患儿应施行床边隔离，食具、衣物、尿布应专用，对传染性较强的腹泻患儿最好用一次性尿布，用后焚烧。护理患儿前后认真洗手，防止交叉感染。

（5）维持皮肤完整性：婴幼儿应选用吸水性强的柔软布类尿布，每次便后用温水清洗臀部并拭干，局部皮肤发红处涂以 5%鞣酸软膏或 40%氧化锌油并按摩片刻，促进局部血液循环。皮肤溃疡局部可增加暴露或用灯泡照射，以促进愈合。

（6）严密观察病情：观察记录大便次数、颜色、气味、性状及量的情况；监测生命体征及神志等。观察脱水和电解质、酸碱平衡紊乱等表现。

（四）小儿体液平衡的特点和液体疗法

1. 小儿常见水、电解质和酸碱平衡紊乱

（1）脱水：有不同程度的脱水和不同性质的脱水（等渗性脱水：血清钠浓度为130～150mmol/L，为腹泻患儿最常见的脱水类型；低渗性脱水：血钠＜130mmol/L；高渗性脱水：血钠＞150mmol/L）。

（2）代谢性酸中毒：根据血 HCO_3^- 测定值可将酸中毒分为轻度（18～13mmol/L）、中度（13～9mmol/L）和重度（＜9mmol/L）。典型酸中毒表现为精神委靡或烦躁不安、恶心呕吐、口唇樱红、呼吸深快、有丙酮味、昏睡、昏迷等。

（3）低钾血症：血钾低于3.5mmol/L，表现为：神经、肌肉兴奋性减低及心脏的损害，心电图ST段下降、T波低平或倒置、出现U波。

（4）低钙血症和低镁血症：腹泻患儿当脱水、酸中毒纠正后易出现低钙症状（手足搐搦和惊厥）；用钙治疗无效时应考虑有低镁血症可能。

2. 小儿液体疗法常用溶液及其配制

（1）非电解质溶液：常用的有5％和10％葡萄糖溶液，为无张力的溶液。

（2）电解质溶液：常用的有：①0.9％氯化钠溶液：为等张溶液，输入过多可引起高氯性酸中毒；②碳酸氢钠溶液：是治疗代谢性酸中毒的首选药物，1.4％碳酸氢钠溶液为等渗液，市售5％碳酸氢钠溶液为高渗液；③氯化钾溶液：用于纠正低钾血症。常用10％氯化钾溶液，须稀释成0.2％～0.3％溶液后静脉滴注，不可直接静脉推注，以免发生心肌抑制、心脏骤停。

（3）混合溶液：1/2张的1∶1溶液、1/3张的1∶2溶液、1/5张的1∶4溶液、等张的2∶1溶液、1/2张的2∶3∶1溶液、2/3张的4∶3∶2溶液。

（4）口服补液盐：配方为氯化钠3.5g，碳酸氢钠2.5g，氯化钾1.5g，葡萄糖20.0g，临用前温开水1000ml溶解，其张力为2/3张，含钾浓度为0.15％。

3. 小儿液体疗法

（1）口服补液：适用于腹泻时脱水的预防及轻、中度脱水的治疗。新生儿、心肾功能不全、休克和明显呕吐、腹胀者不宜应用ORS液。

（2）静脉补液：静脉补液适用于中、重度脱水的患儿，主要用以快速纠正水、电解质平衡紊乱。在静脉补液的实施过程中要掌握三定（定量、定性、定速）、三先（先快后慢、先浓后淡、先盐后糖）及两补（见尿补钾、抽搐补钙）等原则。

第一天的补液：总量为轻度脱水补90～120ml/kg，中度脱水补120～150ml/kg，重度脱水补150～180ml/kg。①第一阶段（扩容阶段）：对重度脱水伴有循环衰竭者，应迅速扩充血容量，用等张含钠液（如2∶1液或1.4％碳酸氢钠溶液）20ml/kg，总量不超过300ml，于30～60分钟内静脉快速输入；②第二阶段（补充累积损失量）：累积损失量约等于总液量的一半（扣除扩容液量），在前8～12小时内补给，低渗性脱水补2/3张液，等渗性脱水补1/2张液，高渗性脱水补1/3～1/5张液；③第三阶段（补继续损失量和生理需要量）：余下的1/2总量，在后12～16小时内均匀补给，可补1/4张含钠液。

第二天及以后的补液：主要是补充继续损失量和生理需要量，继续补钾，供给热量。

（3）纠正酸中毒：可按5％碳酸氢钠5ml/kg，可提高 CO_2CP 5mmol/L进行计算。

（4）纠正低血钾：静脉补钾原则为：①必须见尿补钾；②浓度一般不超过0.3％；③每日补钾总量静脉滴注时间不应短于6～8小时。

二、测 试 题

A_1 型题

1. 婴儿消化系统特点，下列不符合的是（ ）
   A. 3～4个月时可出现生理性流涎 B. 胃呈水平位
   C. 贲门括约肌发育不成熟 D. 食管似漏斗状
   E. 肠道相对较短
2. 鹅口疮的病原体是（ ）
   A. 腺病毒 B. 链球菌 C. 白色念珠菌
   D. 大肠埃希菌 E. 单纯疱疹病毒
3. 小儿腹泻重型与轻型的主要区别点是（ ）
   A. 发热、呕吐 B. 腹痛、腹泻
   C. 蛋花汤样大便 D. 明显的水、电解质紊乱
   E. 每日大便可达十余次
4. 小儿迁延性腹泻的病程是（ ）
   A. 1～4周 B. 2～4周 C. 1～8周
   D. 2～8周 E. 3～12周
5. 病毒性肠炎患儿应暂停乳类喂养改用（ ）
   A. 面条 B. 米粥 C. 酸奶
   D. 母乳 E. 鲜牛奶
6. 护理腹泻患儿时，哪一项措施不正确（ ）
   A. 详细记录出入水量 B. 加强臀部护理
   C. 腹胀时应注意有无低钾血症 D. 急性腹泻早期应使用止泻剂
   E. 呕吐频繁者应禁食补液
7. 属于等渗性电解质溶液为（ ）
   A. 5%葡萄糖 B. 10%氯化钾 C. 5%碳酸氢钠
   D. 0.9%氯化钠 E. 11.2%乳酸钠
8. 重度脱水的失水量占体重的（ ）
   A. ＞5% B. ＞10% C. ＞15%
   D. ＞20% E. ＞25%
9. 小儿腹泻导致中度脱水，第1天的补液总量为（ ）
   A. 60～90ml/kg B. 90～120ml/kg C. 120～150ml/kg
   D. 150～180ml/kg E. 150～170ml/kg
10. 静脉补钾的浓度一般不超过（ ）
    A. 0.3‰ B. 2‰ C. 0.3%
    D. 2% E. 3%

A_2 型题

11. 患儿，女，生后5天，因感染用抗生素治疗，今日发现口腔内有乳凝块样附着

物，诊断为鹅口疮，清洁口腔应选用（　　）

A. 2%碳酸氢钠溶液　　B. 温开水　　C. 3%过氧化氢溶液

D. 1%依沙吖啶溶液　　E. 0.9%氯化钠溶液

12. 患儿，男，6个月。因疱疹性口炎5天入院，该患儿首选的护理诊断/问题是（　　）

A. 疼痛：与口腔黏膜炎症有关

B. 口腔黏膜改变

C. 体温过高：与感染有关

D. 皮肤完整性受损：与感染有关

E. 营养失调：低于机体需要量，与拒食有关

13. 患儿，男，1岁半。患口炎，食欲差，口腔黏膜有乳状物。患儿进食时口痛，护士应指导家长进食前为患儿涂（　　）

A. 0.1%依沙吖啶　　B. 2%利多卡因

C. 3%过氧化氢　　D. 5%金霉素鱼肝油

E. 10万U/ml制霉菌素鱼肝油

14. 患儿，男，3个月，母乳喂养，腹泻2个月，大便3～6次/日，稀或糊状，无脓血。食欲好，面部湿疹，体重5.6kg，考虑该患儿是（　　）

A. 慢性腹泻　　B. 迁延性腹泻　　C. 生理性腹泻

D. 饮食性腹泻　　E. 感染性腹泻

15. 2个月女婴，体重5.2kg，母乳喂养，未添加任何辅食，大便5～6次/日，黄色糊状便，无臭味。大便细菌培养阴性。该患儿治疗正确的是（　　）

A. 庆大霉素　　B. 利巴韦林（病毒唑）

C. 氨苄西林　　D. 诺氟沙星（氟哌酸）

E. 添加辅食及助消化药

16. 患儿，女，10个月，因腹泻、呕吐频繁，医嘱禁食，护士告诉家长患儿需要禁食的时间是（　　）

A. 2～4小时　　B. 4～6小时　　C. 6～8小时

D. 8～10小时　　E. 10～12小时

17. 患儿，女，9个月，呕吐、腹泻3天，眼窝轻度凹陷，口唇略干，皮肤弹性稍差，尿量略少，血清钠145mmol/L。判断该患儿的脱水程度是（　　）

A. 轻度脱水　　B. 中度脱水　　C. 重度脱水

D. 极重度脱水　　E. 无脱水

18. 患儿，男，11个月，呕吐、腹泻3天，补液治疗后患儿出现低血钾症状，护士遵医嘱为患儿补钾，下列处理<u>不正确</u>的是（　　）

A. 患儿有尿后再进行补钾

B. 必要时可将含钾液静脉缓慢推注

C. 静脉补钾的浓度不超过0.3%

D. 最好用输液泵控制输液速度

E. 滴注速度不可过快

19. 患儿，男，1岁，因呕吐、腹泻5天，4小时无尿入院。查体：重度脱水貌，四肢凉，护士遵医嘱为患儿快速滴入2∶1等张含钠液，正确的配制方法是（　　）

A. 2份10%葡萄糖溶液，1份生理盐水

B. 2份生理盐水，1份10%葡萄糖溶液

C. 2份生理盐水，1份1.4%碳酸氢钠溶液

D. 2份1.4%碳酸氢钠溶液，1份生理盐水

E. 2份10%葡萄糖溶液，1份1.4%碳酸氢钠溶液

20. 患儿女，1岁，阵发性哭闹半天，1小时前排果酱样大便一次，分诊护士考虑该患儿可能的诊断是（　　）

A. 急性阑尾炎　　B. 肠蛔虫症　　C. 肠套叠

D. 肠扭转　　E. 肠道畸形

21. 患儿，男，3个月，腹泻2天，每天10余次，稀水便，呕吐，尿少，前囟凹陷，精神委靡，呼吸深快，口唇樱桃红色，考虑该患儿腹泻伴有（　　）

A. 休克　　B. 酸中毒　　C. 败血症

D. 低钾血症　　E. 中毒性脑病

22. 患儿，男，11个月，因呕吐、腹泻中度脱水，估计其累计损失量为（　　）

A. 30～50ml/kg　　B. 50～70ml/kg　　C. 50～100ml/kg

D. 100～120ml/kg　　E. 120～150ml/kg

23. 患儿，女，1岁，今日发热、咳嗽、呕吐并出现腹泻，每日10余次，大便为黄色蛋花汤样，量多，无腥臭味。尿少，前囟、眼窝稍凹陷。根据该患儿的临床表现，考虑最可能的病原体是（　　）

A. 侵袭性大肠杆菌　　B. 白色念珠菌　　C. 空肠弯曲菌

D. 轮状病毒　　E. 耶尔森菌

24. 患儿，男，7个月，腹泻2天，为稀水便，每日5～6次，呕吐2次，医生建议口服补液，护士指导家长正确的喂服方法是（　　）

A. 少量多次　　B. 1次全量　　C. 配制后再加糖

D. 服用期间不饮水　　E. 用等量水稀释

25. 患儿，男，1岁，腹泻5天，大便4～5次/天，为黄色稀水便，含脓血及黏液。体检：体温38.7℃，皮肤弹性尚可，心肺正常。大便镜检：大量红、白细胞。考虑该患儿腹泻的原因可能是（　　）

A. 肠内细菌感染　　B. 轮状病毒感染　　C. 肠道菌群失调

D. 消化酶分泌减少　　E. 肠道外感染所致

26. 患儿，男，1岁。腹泻3日，每日4～5次，伴有轻度呕吐，皮肤弹性稍差。给予家长饮食管理指导<u>**不正确**</u>的是（　　）

A. 暂禁食4～6小时

B. 减少食量，停止不当饮食

C. 调整原则为由少到多，由稀到稠

D. 患儿可继续母乳喂养，暂停哺食

E. 根据患儿的耐受情况对饮食进行调整

27. 患儿，男，1岁，因腹泻引起脱水需静脉补液，在250ml的葡萄糖溶液中加10%氯化钾溶液，最多<u>不得</u>超过的量是（　　）

A. 6ml　　B. 6.5ml　　C. 7ml

D. 7.5ml　　E. 8ml

28. 患儿，男，1岁。腹泻、呕吐4～5天，12小时无尿。体检神志模糊，面色苍白，口唇樱桃红色，呼吸深快，前囟、眼窝深凹，无泪，皮肤弹性差，四肢冷，脉搏细弱。该患儿入院时最重要的护理措施是（　　）

A. 暂停乳食，改为豆类代乳品　　B. 微生态制剂

C. 控制肠道内感染　　D. 肠黏膜保护剂

E. 纠正水、电解质紊乱

29. 患儿，女，11个月，腹泻，等渗性脱水。第一天补液时应选择的含钠液体是（　　）

A. 1/5张　　B. 1/3张　　C. 1/2张

D. 2/3张　　E. 等张

30. 患儿，女，15个月，呕吐、腹泻5天，12小时无尿。查体：精神委靡，前囟、眼窝凹陷，哭无泪，皮肤弹性差，四肢厥冷。首选的治疗应是（　　）

A. 4：3：2液，150ml/kg，静脉滴注

B. 1.4%碳酸氢钠，40ml/kg，静脉滴注

C. 2：1等张含钠液，20ml/kg，静脉推注

D. 3：2：1液，180ml/kg，静脉滴注

E. 4：3：2液，180ml/kg，静脉滴注

31. 患儿，女，1岁，腹泻伴中度脱水、酸中毒，经补液及纠酸治疗后出现腹胀，心音低钝，四肢腱反射减弱，护士考虑患儿最可能是（　　）

A. 高钠血症　　B. 低钠血症　　C. 低钾血症

D. 低钙血症　　E. 低血糖症

32. 患儿，男，8个月。腹泻2天，大便每日10次，呈蛋花汤样，精神委靡，眼泪少，尿少，呼吸快，口唇樱桃红色，血钠133mmol/L，皮肤弹性差。诊断为（　　）

A. 轻度等渗脱水，酸中毒　　B. 中度低渗脱水，酸中毒

C. 重度低渗脱水，酸中毒　　D. 中度等渗脱水，酸中毒

E. 重度等渗脱水，酸中毒

33. 患儿，男，10个月，患佝偻病，因中度等渗性脱水入院，在治疗期间，输液后脱水纠正，但出现面肌抽动，首先考虑（　　）

A. 低血糖症　　B. 低钙血症　　C. 低钾血症

D. 低镁血症　　E. 低钠血症

34. 患儿，男，2个月，因腹泻入院，近2日臀部皮肤发红，伴有皮疹。护理时应采取的措施是（　　）

A. 便后冲洗臀部，吸干，涂软膏　　B. 涂青霉素软膏
C. 涂甲紫　　D. 保暖
E. 用塑料布包裹

35. 患儿，女，8个月，因腹泻3天入院。大便每日7～8次，蛋花汤样，有腥臭味，伴尿少。查体：T 39℃，烦躁，哭时泪少，前囟、眼窝凹陷，皮肤弹性较差，心、肺无异常。下列检查最为急需和合理的是（　　）

A. 大便常规＋血常规＋便培养　　B. 大便常规＋血常规＋血电解质
C. 大便常规＋血常规＋血培养　　D. 大便常规＋血电解质＋血气分析
E. 大便常规＋血电解质＋血培养

36. 患儿，男，3岁，昨日因腹泻脱水、电解质紊乱而入院治疗，经6小时补液后患儿出现明显眼睑水肿，说明（　　）

A. 输入葡萄糖液过多　　B. 补液量不足
C. 血容量未恢复　　D. 酸中毒未纠正
E. 输入电解质溶液过多

37. 患儿，女，9个月，腹泻48小时，根据临床表现诊断为轻度脱水，作为患儿治疗计划中的一部分，护士应给患儿家长介绍下列哪种口服补液的液体（　　）

A. 不含碳酸的可乐　　B. 苹果汁
C. 米汤制成的口服溶液　　D. 矿泉水
E. 糖水

38. 患儿，男，4个月，因腹泻2日就诊，每日大便10余次，臀部皮肤潮红，伴有皮疹，有少许脱皮。臀部皮肤护理<u>不妥</u>的操作是（　　）

A. 每次大便后用温水洗净　　B. 洗后用小毛巾吸干水分
C. 可用鹅颈灯照射臀部　　D. 灯光照射时间是30分钟
E. 灯光照射后可涂鱼肝油软膏

39. 患儿，女，8个月，因小儿腹泻入院。近2日来臀部局部皮肤发红，无皮疹，无溃疡。该患儿臀部清洗后涂药宜选择（　　）

A. 1%甲紫　　B. 皮炎平软膏　　C. 红霉素软膏
D. 5%鞣酸软膏　　E. 硝酸咪康唑霜

40. 患儿，男，11个月，因呕吐、腹泻3天来院，初步诊断为婴儿腹泻伴低渗性脱水，应选用下列哪种液体（　　）

A. 等张含钠液　　B. 2/3张含钠液　　C. 1/3张含钠液
D. 1/4张含钠液　　E. 1/5张含钠液

A_3/A_4 型题

（41～42题共用题干）

患儿，男，8个月，母乳喂养。2日前第一次添加肉末后，出现腹泻，每日大便6～8次，蛋花汤样，尿量正常。体检：精神委靡，前囟平坦，大便镜检可见少量的脂肪球。

41. 该患儿首要的护理诊断是（　　）

A. 营养失调：低于机体需要量　　B. 体温过高

C. 有皮肤完整性受损的危险　　D. 体液不足
E. 知识缺乏

42. 对于该患儿调整饮食的护理措施是（ ）
A. 改用稀释牛乳喂养　　B. 暂停添加辅食继续母乳喂养
C. 改为豆制代乳品喂养　　D. 改为脱脂乳喂养
E. 改为发酵乳喂养

（43～45 题共用题干）

患儿，男，1 岁，呕吐、腹泻、稀水便 5 天，近一天来尿量极少，精神委靡，前囟及眼窝极度凹陷，皮肤弹性差，四肢凉，脉细弱，血清钠 125mmol/L。

43. 请判断该患儿脱水程度与性质（ ）
A. 轻度低渗性脱水　　B. 重度低渗性脱水　　C. 中度等渗性脱水
D. 重度等渗性脱水　　E. 中度高渗性脱水

44. 根据患儿脱水程度和性质，应首先给下列哪一种液体（ ）
A. 2∶1 等张含钠液　　B. 1/2 张含钠液　　C. 1/3 张含钠液
D. 1/4 张含钠液　　E. 1/5 张含钠液

45. 对脱水患儿补液效果的观察<u>不正确</u>的是（ ）
A. 密切观察患儿脱水征象是否好转
B. 若患儿皮肤弹性及眼眶凹陷恢复，说明血容量已恢复
C. 若输液后出现眼睑水肿，说明电解质比例过高
D. 若尿量多而脱水未纠正，说明葡萄糖比例过高
E. 及时记录第一次排尿时间及 24 小时出入量

（46～48 题共用题干）

患儿，女，6 个月，因腹泻、呕吐 2 天，伴口渴、尿少半天，门诊以婴儿腹泻伴脱水收入院。体检：枕秃，脱水征明显，精神委靡，呼吸深快，口唇樱桃红色。

46. 该患儿呼吸深快最可能是由以下哪种因素引起（ ）
A. 休克　　B. 代谢性酸中毒　　C. 中毒性脑病
D. 低钾血症　　E. 败血症

47. 该患儿此时应做的主要辅助检查为（ ）
A. 血常规　　B. 尿常规　　C. 二氧化碳结合力
D. 大便常规　　E. 大便细菌培养

48. 若需给该患儿补钾，以下哪项<u>不正确</u>（ ）
A. 有尿后补钾　　B. 必要时可静脉缓慢推注
C. 静脉补钾的浓度不超过 0.3%　　D. 滴注速度不宜过快
E. 尽量口服

（49～50 共用题干）

患儿，男，8 个月，发热 3 天，呕吐、腹泻 2 天入院，大便每日 20 余次，水样便，无腥臭味，尿少。查体：脉搏 130 次/分钟，精神委靡，皮肤弹性差，前囟、眼窝凹陷，唇干，心肺（－）。大便镜检：WBC 0～1 个/HP，脂肪滴（＋），血清钠浓度为 120mmol/L。该患儿被诊断

为轮状病毒性肠炎。

49. 该患儿的脱水程度为（　　）

A. 轻度等渗性脱水　　B. 中度等渗性脱水　　C. 重度高渗性脱水

D. 中度低渗性脱水　　E. 重度低渗性脱水

50. 患儿呕吐不重，若口服 ORS 液时以下哪种方法是错误的（　　）

A. 应少量多次饮用

B. 若呕吐可停 10 分钟后再喂

C. 累积损失量应于 4～6 小时内喂完

D. 根据大便量适当补充继续损失量

E. 服用 ORS 液的同时暂不饮用白开水

三、测试题参考答案

1. E	2. C	3. D	4. D	5. C	6. D	7. D	8. B	9. C
10. C	11. A	12. A	13. B	14. C	15. E	16. B	17. A	18. B
19. C	20. C	21. B	22. C	23. D	24. A	25. A	26. A	27. D
28. E	29. C	30. C	31. C	32. D	33. B	34. A	35. D	36. E
37. C	38. D	39. D	40. B	41. D	42. B	43. B	44. A	45. B
46. B	47. C	48. B	49. D	50. E				

（张玉兰　梁　红）

第八章　呼吸系统疾病患儿的护理

一、重点与难点

（一）小儿呼吸系统解剖、生理特点

1. 解剖特点　婴幼儿鼻腔相对狭窄，无鼻毛，黏膜柔嫩，血管丰富，因而易受感染，且感染时黏膜易充血、肿胀，引起鼻塞而致呼吸困难，影响吮乳。由于鼻腔黏膜与鼻窦黏膜相连续，鼻窦口相对大，故急性鼻炎常累及鼻窦。易发生鼻窦炎。婴幼儿的咽鼓管较宽，且短而直，呈水平位，故鼻咽炎时易致中耳炎。小儿喉部呈漏斗形，相对较窄，软骨柔软，黏膜柔嫩而富有血管及淋巴组织，轻微炎症即可引起局部水肿，故喉炎时易发生梗阻而窒息。婴儿的气管、支气管相对狭窄；黏膜柔嫩，血管丰富；软骨柔软，缺乏弹力组织，支撑作用薄弱；黏液腺分泌不足，气道较干燥，纤毛运动差，不能有效地清除吸入的微生物。故不仅易感染且易导致呼吸道阻塞。由于右支气管粗短，为气管直接延伸，因此异物易进入右支气管，引起右侧肺段不张或肺气肿。婴幼儿肺泡数量少且面积小，血管丰富，致肺含血量多而含气量相对较少，故易发生肺部感染。

2. 生理特点　不同年龄小儿呼吸频率为：新生儿40～45次/分钟；1岁30～40次/分钟；2～3岁25～30次/分钟；4～7岁20～25次/分钟；8～14岁18～20次/分钟。婴幼儿多呈腹式呼吸。小儿呼吸功能的储备能力差，呼吸系统发生病变时，较易发生呼吸衰竭。小儿呼吸道的非特异性及特异性免疫功能均较差，婴幼儿呼吸道黏膜的分泌性IgA（SIgA）含量较低，易患呼吸道感染。

（二）急性上呼吸道感染患儿的护理

急性上呼吸道感染简称上感，90%以上由病毒感染引起。年长儿病情较轻，以咳嗽、流涕、咽痛等呼吸道局部表现为主。婴幼儿则病情较重，以发热、头痛等全身症状为突出表现，可伴呕吐、腹痛、腹泻、烦躁，甚至出现高热惊厥。体检咽部充血，肺部查体无阳性体征。

两种特殊类型的上感：①疱疹性咽峡炎：系柯萨奇A组病毒感染所致，好发于夏秋季。咽部充血，可见疱疹，周围有红晕，疱疹破溃后形成小溃疡。②咽结合膜热：由腺病毒感染引起，常发生于春夏，以发热、咽炎、眼结合膜炎为特征。

婴幼儿上感可并发鼻窦炎、中耳炎、肺炎等。年长儿若患链球菌感染可并发风湿热、急性肾炎。

治疗主要是积极有效的抗感染以及对症治疗和支持疗法。主要护理措施包括：降温、

保持室内温湿度适宜，充分休息、多饮水，给予清淡饮食，促进舒适、预防高热惊厥等。

（三）急性感染性喉炎患儿的护理

急性感染性喉炎是喉部黏膜急性弥漫性炎症，由病毒或细菌感染引起，多发生于冬春季节，婴幼儿多见。以犬吠样咳嗽、声音嘶哑、喉鸣和吸气性呼吸困难为特征，严重时可出现喉梗阻，若不及时抢救，可因窒息死亡。Ⅰ度喉梗阻仅于活动后出现吸气性喉鸣和呼吸困难；Ⅱ度喉梗阻，安静时有喉鸣和吸气性呼吸困难；Ⅲ度喉梗阻出现烦躁不安，口唇及指趾发绀，双眼圆睁，惊恐万状，头面出汗；Ⅳ度渐显衰竭，昏睡状态或昏迷、抽搐，由于无力呼吸，三凹征可不明显，面色苍白发灰，呼吸音几乎消失，仅有气管传导音，心音低钝。治疗要点包括保持呼吸道通畅，控制感染，应用糖皮质激素，对症治疗和气管切开。最重要的护理诊断是低效性呼吸型态。护理措施包括：改善呼吸功能，预防窒息发生；维持体温正常和健康指导。

（四）急性支气管炎患儿的护理

急性支气管炎是由于各种致病原引起的支气管黏膜急性炎症，气管常同时受累，故可称为急性气管支气管炎，以婴幼儿多见。凡能引起上呼吸道感染的病毒和细菌皆可引起支气管炎，常为混合感染。特应性体质、免疫功能低下、营养不良、佝偻病和支气管局部结构异常等均为本病的危险因素。大多先有上呼吸道感染症状，以咳嗽为主，初为刺激性干咳，以后有痰且有时带血。体检肺部呼吸音粗糙，可闻及不固定的散在的干啰音和粗中湿啰音。

婴幼儿可发生一种特殊类型的支气管炎，称为哮喘性支气管炎，也称喘息性支气管炎，系指婴幼儿时期以喘息为突出表现的支气管炎。主要特点为：①多见于3岁以下，有湿疹或其他过敏史的患儿；②有类似哮喘的临床表现，如呼气性呼吸困难伴喘息，肺部叩诊呈鼓音，听诊两肺布满哮鸣音及少量粗湿啰音；③有反复发作倾向。

病毒感染者白细胞计数正常或偏低，细菌感染者白细胞增高。胸部X线检查可无异常改变，或有肺纹理增粗，肺门阴影增深。

治疗以应用抗生素控制感染和对症治疗为主。一般不用镇咳剂或镇静剂。主要护理措施包括：降温、保持室内温湿度适宜，充分休息、多饮水，给予清淡饮食，促进舒适，体温超过38.5℃给予物理降温或按医嘱给予药物降温，防止发生高热惊厥。

（五）肺炎患儿的护理

1. 肺炎是由不同病原体或其他因素所致的肺部炎症。是婴幼儿时期的常见病，是我国5岁以下小儿死亡的第一位原因。肺炎按病理形态可分为支气管肺炎、大叶性肺炎和间质性肺炎等，小儿以支气管肺炎最常见；按病因可分为感染性肺炎和非感染性肺炎，前者包括病毒性肺炎、细菌性肺炎、支原体肺炎等；后者包括吸入性肺炎、坠积性肺炎、过敏性肺炎等；按病程可分为急性肺炎（病程＜1个月）、迁延性肺炎（病程为1～3个月）、慢性肺炎（病程＞3个月）；按病情可分为轻症肺炎、重症肺炎；按临床表现分为典型性肺炎和非典型肺炎。

2. 引起肺炎的常见病原体为病毒和细菌。病毒以呼吸道合胞病毒为多见，细菌以肺炎链球菌多见。临床上以发热、咳嗽、气促、呼吸困难和肺部固定湿啰音为各型肺炎的共同表现。

3. 低氧血症及 CO_2 潴留是引起循环系统、神经系统以及消化系统等一系列病理生理变化的重要原因。重症肺炎可合并混合性酸中毒、心肌炎、心力衰竭、中毒性脑病、中毒性肠麻痹、消化道出血以及脓胸、脓气胸和肺大疱等并发症。肺炎合并心力衰竭的临床表现为呼吸困难加重，呼吸突然加快（>60 次/分钟）；骤发极度烦躁不安，面色苍白或发绀；心率增快（婴儿>180 次/分，幼儿>160 次/分），心音低钝，奔马律；肝脏迅速增大等。

4. 几种不同病原体所致肺炎的特点

（1）呼吸道合胞病毒肺炎：多见于 2 岁以内婴幼儿，尤以 2～6 个月的婴儿多见。病变特点为广泛毛细支气管炎症，起病急骤，以喘憋为主要表现，很快出现呼气性呼吸困难及缺氧症状。肺部体征以喘鸣为主，可听到细湿啰音，全身中毒症状严重。

（2）腺病毒肺炎：多见于 6 个月～2 岁婴幼儿。临床主要特点为起病急，多呈稽留热。肺部体征出现较晚，肺部 X 线改变较肺部体征早，可见大小不等的片状阴影或融合成大病灶。

（3）金黄色葡萄球菌肺炎：多见于新生儿及婴幼儿。多呈弛张热。皮肤可见荨麻疹样皮疹或猩红热样皮疹。肺部体征出现较早，容易并发脓胸、脓气胸、肺大疱等。胸部 X 线可出现小脓肿、肺大疱或胸腔积液等。

（4）支原体肺炎：起病多较缓慢，年长儿多见，发热及刺激性干咳为突出表现，肺部体征常不明显。胸部 X 线改变分为 4 种。

5. 细菌性肺炎白细胞总数和中性粒细胞数常增高，甚至可见核左移；病毒性肺炎白细胞总数大多正常或降低。胸部 X 线检查：两肺可见斑、片状阴影，可伴有肺气肿或肺不张改变。

6. 治疗要点　①积极控制感染：根据不同病原体选择敏感抗生素控制感染，并做到早期、足量、足疗程、静脉给药。肺炎链球菌肺炎：青霉素敏感者首选青霉素，用药时间应持续至体温正常后的 5～7 天，临床症状、体征基本消失后 3 天。②对症治疗：吸氧、化痰、止咳平喘、退热、镇静等。③防治并发症：防治心衰、中毒性肠麻痹、中毒性脑病、脓胸、脓气胸等。

7. 小儿肺炎的护理措施包括：保持呼吸道通畅，改善呼吸功能，防止并发症。

（1）保持呼吸道通畅：①稀释痰液利于咳出：保持室内温度为 18～22℃、相对湿度 60%，鼓励患儿多饮水，给予超声雾化吸入，每日 2～4 次，每次 20 分钟。②帮助排痰：帮助患儿翻身、拍背，进行体位引流，吸痰。③ 按医嘱给抗生素，控制感染，减少痰液分泌。

（2）按医嘱给氧：年长儿可用鼻导管法，氧流量 0.5～1L/min，氧浓度不超过 40%，氧气应湿化，以免损伤呼吸道黏膜。婴幼儿、缺氧明显者用面罩给氧，氧流量 2～4L/min，氧浓度 50%～60%。

（3）密切观察病情变化，预防并发症　①预防心力衰竭的发生：半卧位；保持安静，减少刺激，必要时按医嘱给予镇静剂；控制输液速度，滴速应控制在每小时 5ml/kg；密切观察病情，如患儿出现烦躁不安、面色苍白、呼吸加快（>60 次/分钟）、心率加速（>160～180 次/分钟）、肝在短时间内急剧增大等心力衰竭的表现，及时报告医生，给予氧气吸入并减慢输液速度，遵医嘱给予强心、利尿、镇静药物。若患儿咳粉红色泡沫样痰，应考虑肺水肿，立即嘱患儿坐位，双腿下垂，给患儿吸入经 20%～30%乙醇湿化的氧气，每次吸入不宜超过 20 分钟。②若患儿出现烦躁或嗜睡、惊厥、昏迷、呼吸不规则等，提示颅内压增高，立即报告医生。③若突然病情加重，出现剧烈咳嗽、呼吸困难、胸痛、发绀、脉率加快、烦躁不安、患侧呼吸运动受限等，应考虑并发脓腩或脓气胸的可能。

二、测 试 题

A_1 型题

1. 正常婴儿的呼吸频率是（　　）
A. 60～80 次/分钟　B. 40～45 次/分钟　C. 30～40 次/分钟
D. 25～30 次/分钟　E. 18～20 次/分钟

2. 婴儿的呼吸类型是（　　）
A. 胸式呼吸　B. 腹式呼吸
C. 胸腹式呼吸　D. 胸式与腹式交替
E. 男婴胸式呼吸，女婴腹式呼吸

3. 婴幼儿易患呼吸道感染主要是因为缺乏（　　）
A. 免疫细胞　B. 补体　C. IgG
D. IgM　E. SIgA

4. 小儿上呼吸道感染最常见的病原是（　　）
A. 病毒　B. 真菌　C. 支原体
D. 衣原体　E. 细菌

5. 引起小儿疱疹性咽峡炎的病原体为（　　）
A. 腺病毒　B. 柯萨奇病毒 A
C. 呼吸道合胞病毒　D. 疱疹病毒　E. 流感病毒

6. 小儿上呼吸道感染中的咽结合膜热的病原体为（　　）
A. 腺病毒　B. 流感病毒　C. 葡萄球菌
D. 柯萨奇病毒　E. 溶血性链球菌

7. 婴幼儿易患上呼吸道感染的因素主要是（　　）
A. 居室拥挤　B. 疾病影响　C. 护理不当
D. 免疫特点　E. 冷热失调

8. 急性上呼吸道感染婴儿鼻塞影响吃奶时，麻黄碱溶液滴鼻的浓度为（　　）
A. 0.1%　B. 0.2%　C. 0.3%
D. 0.4%　E. 0.5%

9. 下列哪项<u>不是</u>婴儿上呼吸道感染引起的并发症（　　）

A. 支气管炎　B. 肺炎　C. 中耳炎
D. 扁桃体炎　E. 咽后壁脓肿

10. 年长儿链球菌引起的急性上呼吸道感染可诱发（　）
A. 肠炎　B. 脑膜炎　C. 急性肾炎
D. 肺脓肿　E. 泌尿系统感染

11. 婴幼儿上呼吸道感染易并发中耳炎的主要原因是（　）
A. 耳咽管较窄、长呈斜位　B. 耳咽管较宽、短、呈水平位
C. 耳咽管易充血水肿　D. 耳咽管周围血管丰富
E. 耳咽管弹力纤维发育差

12. 迁延性肺炎的病程为（　）
A. <1 个月　B. 1～3 个月　C. 1 个月
D. >3 个月　E. 3～5 个月

13. 按病理分类婴幼儿最常见的肺炎是（　）
A. 大叶性肺炎　B. 支气管肺炎　C. 间质性肺炎
D. 干酪性肺炎　E. 毛细支气管炎

14. 急性肺炎的病程是（　）
A. 1 个月以内　B. 1～2 个月　C. 2～5 个月
D. >3 个月　E. >1 个月

15. 婴幼儿期引起支气管肺炎的细菌主要是（　）
A. 金黄色葡萄球菌　B. 变形杆菌　C. 脑膜炎双球菌
D. 肺炎链球菌　E. 肺炎球菌

16. 小儿支气管肺炎最主要的病理生理改变是（　）
A. 低氧血症　B. 二氧化碳潴留　C. 代谢性酸中毒
D. 心力衰竭　E. 病原体毒素作用

17. 重症肺炎因二氧化碳潴留而导致的酸碱平衡紊乱是（　）
A. 代谢性酸中毒　B. 呼吸性酸中毒　C. 代谢性碱中毒
D. 呼吸性碱中毒　E. 混合型酸中毒

18. 重症肺炎患儿常出现的酸碱平衡紊乱是（　）
A. 代谢性酸中毒　B. 呼吸性酸中毒
C. 代谢性酸中毒和呼吸性酸中毒　D. 代谢性碱中毒
E. 呼吸性碱中毒

19. 代谢性酸中毒，呼吸的代偿表现是（　）
A. 呼吸浅而快　B. 呼吸浅而慢　C. 呼吸不规则
D. 呼吸深而快　E. 呼吸深而慢

20. 肺炎患儿造成全身各系统病理生理变化的关键因素是（　）
A. 病原体入侵　B. 毒素作用
C. 缺氧和二氧化碳潴留　D. 器官发育不成熟

E. 机体免疫球蛋白缺乏

21. 支气管肺炎患儿肺部X线改变是（　　）

A. 两肺可见斑、片状阴影，可伴肺气肿或肺不张改变

B. 典型哑铃状“双极影”

C. 淋巴结肿大，边缘模糊

D. 两肺有大小一致、分布均匀的粟粒状阴影

E. 肺部空洞

22. 支气管肺炎区别于支气管炎的主要特点是（　　）

A. 发热、咳嗽　　B. 气促

C. 呼吸音减弱　　D. 听诊有固定的细湿啰音

E. 白细胞增高

23. 肺炎患儿发生心力衰竭最常见的诱因是（　　）

A. 高热降温不及时　　B. 静脉输液速度过快　　C. 发生了严重腹胀

D. 极度烦躁不安　　E. 营养缺乏

24. 以下哪项<u>不是</u>肺炎合并心力衰竭的临床指征（　　）

A. 安静时心率>180次/分钟

B. 安静时呼吸>60次/分钟

C. 肝脏迅速增大

D. 突然烦躁不安，面色苍白，发绀加重

E. 昏迷、惊厥、前囟膨隆

25. 肺炎时容易并发脓胸、脓气胸的常见病原体是（　　）

A. 肺炎球菌　　B. 溶血性链球菌　　C. 金黄色葡萄球菌

D. 铜绿假单胞菌　　E. 白色念珠菌

26. 小儿毛细支气管炎好发年龄是（　　）

A. 2岁以内　　B. 3～4岁　　C. 5～7岁

D. 7～12岁　　E. 各年龄组

27. 引起毛细支气管炎的病原体是（　　）

A. 腺病毒　　B. 呼吸道合胞病毒　　C. 金黄色葡萄球菌

D. 支原体　　E. 衣原体

28. 下列哪项<u>不符合</u>腺病毒肺炎的临床特点（　　）

A. 多位稽留热

B. 中毒症状明显

C. 肺部体征较肺部X线改变出现早

D. X线示肺部有大、小片状影或病灶周围性肺气肿

E. 6个月～2岁小儿多见

29. 肺炎患儿出现严重腹胀，肠鸣音消失是由于（　　）

A. 消化功能紊乱　　B. 低钠血症　　C. 中毒性肠麻痹

D. 低钾血症　　E. 中毒性脑病

30. 肺炎患儿，病室内适宜温度和相对湿度是（　）

A. 16～18℃，40%　　B. 18～22℃，55%～65%

C. 20～22℃，70%　　D. 22～24℃，80%

E. 24～26℃，90%

31. 支气管肺炎患儿宜采取的体位是（　）

A. 平卧位

B. 去枕仰卧位

C. 半卧位

D. 头部抬高 20～30cm，下肢抬高 10～20cm

E. 左侧卧位

32. 关于小儿肺炎的护理，以下哪项<u>不正确</u>（　）

A. 体位采用头高位或半卧位

B. 经常翻身更换体位以减轻肺淤血

C. 及时注意吸痰以保持呼吸道通畅

D. 尽量少喂奶、少喂食，以防呛咳及引起窒息

E. 输液时严格控制液量和速度，以防发生肺水肿

33. 轻症小儿肺炎在病原体不明时，首选的抗生素是（　）

A. 青霉素　　B. 复方新诺明　　C. 红霉素

D. 阿莫西林　　E. 氯霉素

34. 重症肺炎患儿，突然口吐粉红色泡沫样痰。下列处理哪项正确（　）

A. 大量间歇氧气吸入

B. 小量间歇氧气吸入

C. 吸入 20%～30%乙醇湿化的氧气

D. 持续高流量氧气吸入

E. 持续低流量氧气吸入

A_2 型题

35. 患儿，男，8 个月。发热 2 天，体温高达 39～39.8℃，咳嗽频繁，呼吸困难，双肺无明显的啰音，X 线片示左肺大小不等的片状阴影，白细胞偏低，最可能的诊断是此患儿（　）

A. 金黄色葡萄球菌　　B. 呼吸道合胞病毒肺炎　　C. 肺炎链球菌肺炎

D. 真菌性肺炎　　E. 腺病毒肺炎

36. 患儿，女，1 个月。发热 2 天。体温高达 38.9～39.8℃，面色苍白，呻吟，呼吸困难，呼吸 55～65 次/分钟，心率 160～180 次/分钟，心音低钝，肝肋下 2cm，双肺可闻及中量的细小啰音，右上肺叩诊稍浊，呼吸音减弱。X 线片示双肺大小不等的片状阴影，右上肺大片浓密阴影，阴影内似有液气平，护士判断此患儿为（　）

A. 金黄色葡萄球菌肺炎　　B. 呼吸道合胞病毒肺炎　　C. 腺病毒性肺炎

D. 支气管哮喘　　E. 支原体肺炎

37. 患儿，男，6个月，支气管哮喘，半天来突然烦躁不安，口周发绀，有鼻扇及三凹征。体检：呼吸72次/分钟，心率180次/分钟，心音低钝，两肺大量细湿啰音，肝肋下3.5cm，护士判断该患儿最可能并发了（　　）

A. 脓胸　　B. 肺不张　　C. 脓气胸

D. 肺大疱　　E. 急性心力衰竭

38. 患儿，女，2个月。发热2天。体温高达38.9～39.8℃，面色苍白，呻吟，呼吸困难，呼吸55～65次/分钟，心率160～180次/分钟，心音低钝，肝肋下2cm，双肺可闻及中量的细小啰音，X线片示双肺大小不等的片状阴影，WBC 13×10^9/L 此患儿应用抗生素的时间应为（　　）

A. 7～10天　　B. 10～14天　　C. 体温正常后

D. 体温正常后3天　　E. 临床症状消失后3天

39. 患儿，女，4岁，体温38.0℃，咳嗽，食欲不振，诊断为上呼吸道感染。应为该患儿提供的饮食是（　　）

A. 低维生素饮食　　B. 半流质饮食　　C. 无渣饮食

D. 低热量饮食　　E. 低蛋白饮食

40. 患儿，男，2岁，发热，T38.5℃，咳嗽，初为干咳，现在有痰，体检双肺呼吸音粗，可闻及散在的干、湿啰音，下列治疗措施<u>不当</u>的是（　　）

A. 退热　　B. 化痰　　C. 平喘

D. 镇咳　　E. 控制感染

41. 患儿，男，12岁。2天前受凉后出现咽干、咽痛、鼻塞流涕干咳头痛，轻微畏寒。查体：T 37.1℃，咽红，扁桃体无肿大。两肺呼吸音轻，未闻及干湿啰音。患者可能的诊断是（　　）

A. 普通感冒　　B. 急性病毒性感冒　　C. 急性病毒性喉炎

D. 急性病毒性支气管炎　　E. 急性支气管炎

42. 患儿，女，5个月，发热、咳嗽2天。体温39.5℃，心率150次/分钟，呼吸35次/分钟。该患儿首选的护理诊断/问题是（　　）

A. 营养缺乏　　B. 体温过高　　C. 体液不足

D. 气体交换受损　　E. 清理呼吸道无效

43. 患儿，女，7岁。发热、咳嗽6天。体温38℃，呼吸24次/分钟。肺部有少许湿啰音。痰液黏稠，不易咳出。该患儿的主要护理措施是（　　）

A. 立即物理降温　　B. 给予适量止咳药

C. 室内湿度应保持40%　　D. 嘱患儿勿进食过饱

E. 定时雾化吸入、排痰

44. 一患儿生后3天，发热、鼻塞。体检：体温39.8℃，咽部充血，诊断为“上呼吸道感染”。对该患儿的护理措施应首选（　　）

A. 解开过厚衣物散热　　B. 口服退热药物

C. 用退热栓降温　D. 用 0.5%麻黄碱滴鼻

E. 用 50%乙醇降温

45. 患儿，男，10 个月，因发热、咳嗽来院就诊。体检：体温 39.8℃，咽部充血，前囟平。请问该患儿惊厥的原因可能是（　）

A. 癫痫发作　B. 高热惊厥　C. 低钙惊厥

D. 中毒性脑病　E. 化脓性脑膜炎

46. 患儿，男，2 岁，因肺炎入院。经治疗后症状好转，今又突然高热，呼吸困难，右肺叩诊浊音。该患儿可能并发了（　）

A. 急性心力衰竭　B. 呼吸衰竭　C. 中毒性脑病

D. 中毒性心肌炎　E. 脓胸

47. 7 个月患儿。因重症肺炎入院，在治疗中突然烦躁不安，呼吸困难加重，呼吸 60 次/分钟，心率 170 次/分钟，心音低钝，肝脏在短期内增大 2cm，疑并发心力衰竭。下列应急处理哪项最为重要（　）

A. 立即更换体位以减轻肺部淤血　B. 镇静、吸氧

C. 吸痰，保持呼吸道通畅　D. 使用快速洋地黄制剂

E. 使用强力利尿剂

48. 护理一个 1 岁患金黄色葡萄球菌肺炎患儿时，发现他突然出现呼吸困难加重，经吸痰和给予氧气吸入后无明显缓解，应考虑有哪种变化（　）

A. 呼吸性酸中毒　B. 合并心力衰竭　C. 高热所致

D. 并发脓气胸　E. 肺部炎症加重

49. 6 个月女婴，4 天来咳嗽，发热 38～39℃。生后牛奶喂养，2 个月来每天加鱼肝油 2 滴，平时多汗。查体：呼吸 70 次/分钟，心率 184 次/分钟，三凹征（－），两肺散在中细湿啰音，肝肋下 3.5cm，有枕秃，按压枕骨有乒乓球感。此患儿应考虑为（　）

A. 支气管肺炎

B. 支气管肺炎、心力衰竭

C. 支气管肺炎、佝偻病初期

D. 支气管肺炎、心力衰竭、佝偻病激期

E. 支气管肺炎、心力衰竭、佝偻病初期

50. 8 岁男孩，1 周来发热、咳嗽，2 天来加重，曾用青霉素 3 天无效。查体：体温 38℃，右后下肺呼吸音减低，胸片发现左上肺小片状淡薄云絮状阴影。该患儿应考虑为（　）

A. 呼吸道合胞病毒肺炎　B. 肺炎支原体肺炎

C. 大叶性肺炎　D. 金黄色葡萄球菌肺炎

E. 腺病毒肺炎

51. 2 岁小儿，发热、咳嗽 3 天，加重伴气促 1 天来诊。体检：体温 38℃，呼吸稍急促，精神稍差，两肺有散在中、细湿啰音，心音有力，肝肋下未触及，应考虑为（　）

A. 轻症支气管肺炎　B. 重症支气管肺炎　C. 慢性肺炎

D. 大叶性肺炎　　E. 迁延性肺炎

52. 患儿，女，2岁，咳嗽3天，体温38℃，双肺有干性及不固定湿啰音，其诊断应首先考虑（　）

A. 支气管肺炎　　B. 急性支气管炎　　C. 急性上呼吸道感染

D. 毛细支气管炎　　E. 支气管异物

53. 患儿，男，2岁，发热、流涕1天，体温37.8℃，精神可，咽充血，白细胞计数9×10^9/L，分类N 45%、L 55%。临床诊断为上呼吸道感染，其病原体最可能是（　）

A. 细菌　　B. 真菌　　C. 病毒

D. 支原体　　E. 立克次体

54. 患儿，女，9个月，支气管肺炎，晚上突然烦躁不安，喘憋加重。呼吸55次/分钟，心率175次/分钟，心音低钝，两肺细湿啰音增多，肝脏比前增大6cm，患儿可能发生了（　）

A. 急性心力衰竭　　B. 脓胸　　C. 脓气胸

D. 肺大疱　　E. 肺不张

55. 4个月小儿患肺炎，体温40℃，两眼上翻、惊厥、昏迷，前囟门紧张，应考虑已发生下列哪项并发症（　）

A. 高热惊厥　　B. 低血糖　　C. 中毒性脑病

D. 婴儿手足搐搦症　　E. 呼吸衰竭

56. 患儿，女，2岁，肺炎合并心力衰竭。入院后给予毒毛旋花子苷K等药物治疗，用药第4天患儿恶心、呕吐、烦躁，查心率75次/分钟，应考虑（　）

A. 心力衰竭加重　　B. 合并消化不良

C. 低血钾反应　　D. 洋地黄中毒

E. 药物使用后的胃肠道反应

57. 患儿，女，1岁，被诊断为肺炎，今日突然出现烦躁不安，呼吸困难，发绀，呼吸65次/分钟，心率160次/分钟，右肺叩诊鼓音，听诊呼吸音减低，肝肋下2.5cm，X线示纵隔向左移位，护士判断该患儿最可能发生了（　）

A. 脓胸　　B. 肺不张　　C. 心力衰竭

D. 张力性气胸　　E. 支气管异物

58. 患儿，女，10个月，1天前出现发热，T 38.8℃，犬吠样咳嗽、声音嘶哑、烦躁不安、安静时有吸气性喉鸣音和三凹征，听诊双肺可闻及喉传导音或管状呼吸音，心率加快，此患儿被诊断为急性感染性喉炎，其喉梗阻程度为（　）

A. Ⅰ度　　B. Ⅱ度　　C. Ⅲ度

D. Ⅳ度　　E. Ⅴ度

59. 患儿，男，3岁，2天前受凉后出现发热、鼻塞严重、烦躁不安等上感症状，护士应何时为患儿用0.5%麻黄碱滴鼻（　）

A. 哺乳后5分钟　　B. 哺乳前5分钟　　C. 哺乳前15分钟

D. 哺乳前30分钟　　E. 每小时一次

60. 患儿，女，1 岁，3 天前因受凉出现发热，咳嗽，憋喘，食欲减退，查体：T37.5℃，心率 140 次分，呼吸 58 次/分钟，口周发绀，鼻翼扇动，肺部听诊有中量湿啰音，护士应为患儿鼻导管吸氧，吸氧的流量是（　）

A. 0.5～1L/min　B. 1.5～2L/min　C. 2.0～3L/min

D. 3.0～4L/min　E. 4L/min 以上

61. 患儿，女，1 岁，3 天前因受凉出现发热，咳嗽，轻度憋喘，食欲减退，查体：T39.5℃，心率 160 次/分钟，呼吸 72 次/分钟，口周发绀，鼻翼扇动，腹胀明显，腹部听诊肠鸣音消失，护士考虑该患儿最可能发生的是（　）

A. 低钾血症　B. 低钠血症　C. 坏死性小肠炎

D. 消化功能紊乱　E. 中毒性肠麻痹

62. 患儿，女，2 岁，1 天前，出现发热、声音嘶哑、喉鸣音吸气性呼吸困难、双肺可闻及喉传导音或管状呼吸音，心率加快，护士考虑该患儿最可能的诊断是（　）

A. 憋喘性肺炎　B. 支气管哮喘

C. 急性感染性喉炎　D. 支气管肺炎合并心衰

E. 腺病毒性肺炎合并心衰

63. 患儿，男，1 岁，2 天前受凉后，出现发热、犬吠样咳嗽、声音嘶哑、烦躁不安、查体 T 37.9℃，安静时有吸气性喉鸣音和三凹征，双肺可闻及喉传导音或管状呼吸音，心率加快，护士应提出的护理诊断是（　）

A. 体温过高　B. 体液不足　C. 低效性呼吸型态

D. 气体交换受损　E. 清理呼吸道无效

A_3/A_4 型题

（64～65 题共用题干）

11 个月患儿，发热、咳嗽 2 天，以肺炎收入院。入院第 2 天，突然烦躁不安、呼吸急促、发绀。查体：体温 38℃，呼吸 70 次/分钟，心率 186 次/分钟，心音低钝，两肺细湿啰音增多，肝肋下 3.5cm。

64. 该患儿最可能并发了（　）

A. 中毒性脑病　B. 急性呼吸衰竭　C. 脓气胸

D. 肺大疱　E. 急性心力衰竭

65. 该患儿治疗措施最关键的是（　）

A. 大剂量使用镇静剂　B. 间断吸氧

C. 使用利尿剂　D. 使用快速洋地黄制剂

E. 吸痰清理呼吸道

（66～68 题共用题干）

患儿男，10 个月，以发热、咳嗽、气促就诊，体检：体温 39.5℃，呼吸 50 次/分钟，心率 150 次/分钟，口唇发绀，两肺有细湿啰音，诊断为肺炎。

66. 应对该患儿立即采取的护理措施是（　）

A. 调节病室内的温湿度　B. 取舒适的平卧位

C. 进行雾化吸入　　　　　　　　D. 进行物理降温

E. 翻身、拍背、吸痰

67. 该患儿入院时，对其家长的健康指导特别重要的是（　　）

A. 介绍肺炎的病因　　　　　　　B. 指导合理喂养

C. 说明保持患儿安静的重要性　　D. 示范帮助患儿翻身的操作

E. 讲解肺炎的预防

68. 该患儿住院期间护士应重点观察（　　）

A. 睡眠状况　　　　B. 进食多少　　　　C. 大小便次数

D. 咳嗽频率及轻重　E. 脉搏、呼吸的改变

（69～71 题共用题干）

患儿，男，4 个月。因咳嗽、咳痰 2 天、气急伴发绀 2 小时入院，体检：体温 38.7℃，呼吸 80 次/分钟，心率 180 次/分钟，心音低钝，肝肋下 3.5cm。诊断为支气管肺炎合并心力衰竭。

69. 该患儿首要的护理诊断是（　　）

A. 体温过高　　　　B. 活动无耐力　　　C. 心输出量减少

D. 低效性呼吸型态　E. 有体液不足的危险

70. 患儿休息宜采取下列何种体位（　　）

A. 端坐位　　　　　B. 平卧位　　　　　C. 半卧位

D. 侧卧位　　　　　E. 头低卧位

71. 对该患儿的护理措施下列哪项<u>不妥</u>（　　）

A. 经常帮助患儿翻身变换体位　　B. 给予超声雾化吸入

C. 输液速度减慢　　　　　　　　D. 用面罩法给患儿吸氧

E. 尽量少食多餐

（72～74 题共用题干）

患儿，男，6 个月，因发热、咳嗽 4 天，伴气促 2 天来诊。体检：体温 38.5℃，呼吸急促，鼻翼扇动，口周发绀，双肺可闻及少量中、细湿啰音。血象：WBC 18×10^9/L；X 线检查：两肺可见散在的斑片状阴影。

72. 其最可能的肺炎类型为（　　）

A. 大叶性肺炎　　　B. 支气管肺炎　　　C. 迁延性肺炎

D. 吸入性肺炎　　　E. 过敏性肺炎

73. 对该患儿的护理下列哪项<u>不妥</u>（　　）

A. 置患儿于半卧位　　　　　　　B. 室内保持合适的温湿度

C. 面罩给氧　　　　　　　　　　D. 必要时吸痰

E. 快速补充液体

74. 患儿全身中毒症状严重，体温退后再次升高，烦躁不安，剧烈咳嗽，呼吸困难、发绀加重，脉率加快，患侧呼吸运动受限，提示合并（　　）

A. 心力衰竭　　　　B. 中毒性心肌炎　　C. 脓胸、脓气胸

D. 肺大疱　　　　E. 肺脓肿

（75～77 题共用题干）

患儿，男，2 岁，因发热、流涕 1 天来诊。查体：体温 39℃，精神可，咽充血，心、肺、腹无异常发现。血象：WBC 8×10^9/L、分类 N 45%、L55%。临床诊断为急性上呼吸道感染。

75. 以下处理哪项不妥（　　）

A. 卧床休息

B. 多饮水

C. 采用冷敷、温水擦浴等物理降温

D. 观察体温变化

E. 建议医生联合应用两种抗生素，以控制感染

76. 患儿突然出现惊厥，提示可能合并（　　）

A. 化脓性脑膜炎　　B. 中毒性脑膜炎　　C. 低钙血症

D. 高热惊厥　　E. 病毒性脑膜炎

77. 患儿在门诊处理后需在家治疗，以下健康指导哪项不妥（　　）

A. 给予营养丰富、易消化流质或半流质饮食

B. 多进行室外活动，以增强机体抵抗力

C. 按医嘱用药

D. 注意观察病情变化并及时与医护人员联系

E. 保持房间空气新鲜及合适的温湿度

（78～79 题共用题干）

患儿，女，7 岁，发热、咳嗽、咳痰 6 天，痰液黏稠，不易咳出，食欲差。查体：体温 37.5℃，呼吸 24 次/分钟，心率 72 次/分钟，肺部听诊有少量湿啰音。

78. 护士应提出的护理问题是（　　）

A. 清理呼吸道无效　　B. 低效性呼吸型态　　C. 气体交换受损

D. 心输出量减少　　E. 营养失调

79. 护士应采取的护理措施是（　　）

A. 鼻导管吸氧　　B. 给予镇咳药　　C. 立即物理降温

D. 超声雾化吸入　　E. 吸痰

三、测试题参考答案

1. C	2. B	3. E	4. A	5. B	6. A	7. D	8. E	9. D
10. C	11. B	12. B	13. B	14. A	15. D	16. A	17. B	18. C
19. D	20. C	21. A	22. D	23. B	24. E	25. C	26. A	27. B
28. C	29. C	30. B	31. C	32. D	33. A	34. C	35. E	36. A
37. E	38. E	39. B	40. D	41. A	42. B	43. E	44 A	45. B
46. E	47. D	48. D	49. D	50. B	51. A	52. B	53. C	54. A

55. C 56. D 57. D 58. B 59. C 60. A 61. E 62. C 63. C
64. E 65. D 66. D 67. C 68. E 69. C 70. C 71. A 72. B
73. E 74. C 75. E 76. D 77. B 78. A 79. D

（于海红）

第九章　循环系统疾病患儿的护理

一、重点与难点

(一) 小儿循环系统解剖生理特点

1. 心脏　心脏胚胎发育的关键时期是在胚胎第2～8周，先天性心脏畸形的形成主要在这一期。出生后心脏位置随年龄而变化，新生儿和小于2岁婴幼儿的心脏多呈横位，心尖搏动位于左侧第4肋间、锁骨中线外侧1cm；以后心脏逐渐由横位转为斜位，3～7岁心尖搏动已位于左侧第5肋间、锁骨中线上，7岁以后心尖位置逐渐移到锁骨中线以内0.5～1cm。

2. 心率　新生儿平均120～140次/分钟，1岁以内110～130次/分钟，2～3岁100～120次/分钟，4～7岁80～100次/分钟，8～14岁70～90次/分钟。一般体温每升高1℃，脉搏增加10～15次/分钟。入睡时脉搏约减少10～12次/分钟。

3. 血压　新生儿收缩压平均为60～70mmHg（8～9.3kPa），1岁70～80mmHg（9.3～10.7kPa），2岁以后收缩压可按公式计算，收缩压（mmHg）＝年龄×2＋80mmHg（年龄×0.26＋10.7kPa）。舒张压为收缩压的2/3。收缩压高于此标准20mmHg（2.67kPa）为高血压，低于此标准20mmHg（2.67kPa）为低血压。正常情况下，下肢的血压比上肢约高20mmHg（2.67kPa）。测血压时血压计袖带的宽度应为上臂长度的1/2～2/3，过窄则测得的血压偏高，过宽则测得的血压偏低。

(二) 先天性心脏病患儿的护理

1. 先天性心脏病是指胎儿时期心脏及大血管发育异常而致的先天畸形，是小儿最常见的心脏病，其发病率约为活产婴儿的7‰左右。根据血流动力学改变，可将先天性心脏病分为三类：①左向右分流型（潜伏青紫型），当病情发展严重，产生肺动脉高压，出现右向左分流，临床出现持续青紫，称为艾森曼格综合征。常见的有室间隔缺损、房间隔缺损和动脉导管未闭。②右向左分流型（青紫型），常见的有法洛四联症等。③无分流型（无青紫型），常见的有肺动脉狭窄、主动脉缩窄等。

2. 先天性心脏病的病因尚未完全明确，内在因素与遗传有关，可为染色体异常或多基因突变引起。外在因素重要的是宫内病毒感染等。

3. 先天性心脏病的临床表现

（1）室间隔缺损：室间隔缺损是先天性心脏病中最常见的类型。缺损较大时多有喂养困难、气急、乏力、多汗、生长发育缓慢、易患肺部感染和心力衰竭。体检：胸骨左缘第3～4肋间可闻及Ⅲ～Ⅳ级响亮粗糙的全收缩期杂音，肺动脉瓣第二音增强。室间隔缺损易并发支气管炎、支气管肺炎、充血性心力衰竭、肺水肿和感染性心内膜炎。

(2) 房间隔缺损：缺损较大时可影响生长发育，患儿体型瘦长、面色苍白、乏力、多汗、活动后气促，易反复呼吸道感染。当剧哭、患肺炎或心力衰竭时，出现暂时性右向左分流而呈现青紫。体检时于胸骨左缘第2～3肋间可闻及喷射性收缩期杂音，肺动脉瓣区第二音亢进和固定分裂。房间隔缺损易并发支气管炎、支气管肺炎，重者可并发充血性心力衰竭。

(3) 动脉导管未闭：导管粗大者分流量大，出现气急、咳嗽、乏力、多汗、生长发育落后等；偶尔扩大的肺动脉压迫喉返神经而引起声音嘶哑。体检时于胸骨左缘第2肋间闻及粗糙响亮的连续性机器样杂音，占据整个收缩期和舒张期。由于动脉舒张压降低，脉压增宽，可出现周围血管体征，如毛细血管搏动；有显著肺动脉高压者，出现差异性青紫和杵状指（趾）。动脉导管未闭的常见并发症为支气管肺炎、感染性心内膜炎，重者可并发充血性心力衰竭。

(4) 法洛四联症：是存活婴儿中最常见的青紫型先天性心脏病。法洛四联症由以下四种畸形组成：①肺动脉狭窄；②室间隔缺损；③主动脉骑跨；④右心室肥厚。以上四种畸形中以肺动脉狭窄最重要。法洛四联症临床症状的严重程度与肺动脉狭窄程度成正比，主要表现为：青紫、蹲踞症状、杵状指（趾）及阵发性缺氧发作。体检可见患儿生长发育迟缓，胸骨左缘第2～4肋间可闻及Ⅱ～Ⅲ级粗糙喷射性收缩期杂音，其响度取决于肺动脉狭窄程度。法洛四联症常见并发症为脑血栓、脑脓肿及亚急性细菌性心内膜炎。

4. 实验室及其他辅助检查　①X线检查：左向右分流型先天性心脏病，透视下可见肺野充血、肺动脉段明显凸出、肺门血管影增粗、搏动增强，称“肺门舞蹈”征。此外，室间隔缺损时，可见左心房、左心室、右心室增大；房间隔缺损时，可见右心房、右心室增大；动脉导管未闭时，可见左心房、左心室增大。法洛四联症可见右心室增大、肺动脉段凹陷、心尖上翘呈“靴形”心，肺门血管影缩小、肺纹理减少、透亮度增加。②超声心动图：能显示心脏内部结构的精确图像，明确缺损部位和缺损的大小，可显示血液分流的位置、方向，且能估测分流量的大小。

5. 治疗要点　本病内科治疗的目的在于维持患儿正常生活，使之能安全到达手术年龄，主要是建立合理的生活制度、加强营养、控制感染、对症治疗和防止并发症。动脉导管未闭可于生后1周内用吲哚美辛（消炎痛）以促进导管关闭。房间隔缺损及室间隔缺损通常于3～5岁进行介入治疗或手术；动脉导管未闭者可行介入治疗或手术结扎，手术适宜年龄为1～6岁；法洛四联症轻症患儿可考虑5～9岁行一期根治手术。

6. 护理措施

(1) 建立合理的生活制度：保证睡眠、休息，根据病情安排适当活动量，减少心脏负担。应多拥抱患儿，减少哭闹，避免引起情绪激动。

(2) 合理喂养：供给高蛋白、高维生素、易消化的食物。对喂养困难的小婴儿要耐心喂养。心功能不全时有水钠潴留者，应给予低盐饮食。

(3) 预防感染：先天性心脏病患儿，除严重心力衰竭者，均需按时进行预防接种；应注意保护性隔离；避免受凉引起呼吸系统感染；在接受各种小手术时应给予足量抗生素，以预防感染性心内膜炎的发生。

(4) 注意观察病情，防止发生并发症

1）预防充血性心力衰竭：患儿应少量多餐，适当限制盐的摄入，以保持大便通畅，必要时可给予开塞露通便，以免加重心脏负担；严格控制输液速度和量；密切观察病情，如有面色苍白、烦躁不安、呼吸困难、端坐呼吸、吐泡沫样痰、水肿、肝大等心力衰竭的表现，立即置患儿于半卧位，给予吸氧，及时与医生取得联系，并按心力衰竭护理。

2）预防脑血栓：法洛四联症患儿血液黏稠度高，夏天、发热、出汗、吐泻时，易形成血栓，因此要注意供给充足的液体，必要时可静脉输液。

3）预防昏厥和抽搐的发生：法洛四联症患儿因活动、哭闹、便秘等可引起缺氧发作，出现阵发性呼吸困难，甚至昏厥、抽搐等。一旦缺氧发作，应将患儿置于胸膝卧位，给予吸氧，并与医生合作，给予吗啡及普萘洛尔抢救治疗。法洛四联症患儿在游戏或走路时，常出现蹲踞现象，是患儿为缓解缺氧所采取的一种保护性动作，不要强行拉起，应让患儿自然蹲踞和起立。

4）用药护理：洋地黄类药物是治疗本病的常用药物，应用时必须仔细复核剂量，密切观察药物疗效及其副作用。①每次应用洋地黄前应测脉搏1分钟，若婴幼儿脉率每分钟少于80次、年长儿每分钟少于60次或脉律不齐时，暂停用药，并与医生联系。②注意按时按量服药。应单独服用，勿与其他药物混合。③洋地黄有效的指标是：气促改善、心率减慢、肝脏缩小、尿量增加，患儿安静、情绪好转。④洋地黄的毒性反应有：食欲减退、恶心、呕吐等消化系统表现；心动过缓或过速、过早搏动、房室传导阻滞等心律失常表现；视力模糊、黄视、嗜睡、昏迷等神经系统表现。⑤钙剂与洋地黄有协同作用，应避免同时使用；低血钾时可促使洋地黄中毒，应适当补充钾盐。

（三）病毒性心肌炎患儿的护理

1. 病毒性心肌炎是病毒侵犯心脏所致的炎性过程，除心肌炎外部分病例可伴有心包炎或心内膜炎。引起病毒性心肌炎的常见病毒有柯萨奇病毒B等。

2. 临床表现　病前数日或1～3周多有轻重不等的前驱症状，主要为发热、周身不适、咽痛、肌痛、腹泻及皮疹等；轻型患儿一般无明显症状，心肌受累明显时，患儿常诉心前区不适、胸闷、心悸、头晕及乏力等；重症患者可有心力衰竭、晕厥或突然发生心源性休克，可在数小时或数日内死亡。体征为心脏轻度扩大，伴心动过速、心律失常、心音低钝及奔马律。伴心包炎者可听到心包摩擦音，反复心力衰竭者，心脏明显扩大。

3. 病程早期血清磷酸激酶（CPK）及其同工酶（CK-MB）、乳酸脱氢酶（LDH）及其同工酶（LDH_1）均增高。对心肌炎早期诊断有提示意义。心肌肌钙蛋白（cTnI或cTnT）的变化对心肌炎诊断的特异性更强。心电图检查可见严重心律失常。

4. 治疗要点　主要是急性期卧床休息，减轻心脏负荷；应用1，6二磷酸果糖、大剂量维生素C改善心肌代谢及营养；应用大剂量丙种球蛋白减轻心肌细胞损害。

5. 护理措施

（1）减轻心脏负担，改善心肌功能，急性期卧床休息，至热退后3～4周基本恢复正常时逐渐增加活动量。恢复期继续限制活动量，一般总的休息时间不少于6个月。重症患儿心脏扩大者、有心力衰竭者，应绝对卧床休息并延长卧床时间，待心衰控制、心脏情况好转后再逐渐开始活动，以不出现心悸为宜。给予高营养、易消化、低盐的食物，少食多餐，避免刺激性食物及暴饮暴食。按医嘱应用药物，改善心肌营养。

（2）严密观察病情，及时发现和处理并发症。

二、测 试 题

A_1 型题

1. 心脏胚胎发育的关键时期是（ ）
A. 妊娠第1周 B. 妊娠第2周 C. 妊娠2～6周
D. 妊娠2～8周 E. 妊娠8～12周
2. 测量小儿血压时，血压计袖带的宽度应为上臂长度的（ ）
A. 1/4 B. 2/5 C. 1/2
D. 1/2～2/3 E. 1/3
3. 2岁后小儿收缩压（mmHg）的计算公式是（ ）
A. 年龄×2＋60 B. 年龄×3＋60 C. 年龄×2＋70
D. 年龄×2＋80 E. 年龄×3＋80
4. 2～3岁小儿正常心率范围是（ ）
A. 80～100次/分钟 B. 110～130次/分钟 C. 100～120次/分钟
D. 70～90次/分钟 E. 90～120次/分钟
5. 常见的青紫型先天性心脏病是（ ）
A. 室间隔缺损 B. 房间隔缺损 C. 动脉导管未闭
D. 法洛四联症 E. 动脉瓣狭窄
6. 先天性心脏病合并脑栓塞的是（ ）
A. 室间隔缺损 B. 房间隔缺损 C. 动脉导管未闭
D. 动脉瓣狭窄 E. 法洛四联症
7. 右向左分流型性先天性心脏病有（ ）
A. 室间隔缺损 B. 房间隔缺损 C. 动脉导管未闭
D. 法洛四联症 E. 肺动脉狭窄
8. 先天性心脏病最常见的类型是（ ）
A. 室间隔缺损 B. 房间隔缺损 C. 动脉导管未闭
D. 法洛四联症 E. 肺动脉狭窄
9. 属于左向右分流型先天性心脏病的有（ ）
A. 右位心 B. 主动脉狭窄 C. 房间隔缺损
D. 法洛四联症 E. 肺动脉狭窄
10. 以下可出现脉压增宽的心脏病是（ ）
A. 室间隔缺损 B. 房间隔缺损 C. 动脉导管未闭
D. 法洛四联症 E. 肺动脉狭窄
11. 左向右分流型先心病最常见的并发症是（ ）
A. 脑脓肿 B. 脑血栓
C. 亚急性细菌性心内膜炎 D. 支气管肺炎
E. 脑膜炎
12. 法洛四联症的心脏畸形中最重要的是（ ）
A. 肺动脉狭窄 B. 主动脉骑跨 C. 室间隔缺损
D. 右心室肥厚 E. 主动脉缩窄

13. 可引起差异性青紫的心脏病是（ ）

A. 室间隔缺损　B. 房间隔缺损　C. 动脉导管未闭

D. 法洛四联症　E. 肺动脉狭窄

14. 先天性心脏病仅出现下半身青紫、杵状趾时，首先考虑是（ ）

A. 室间隔缺损　B. 房间隔缺损　C. 动脉导管未闭

D. 法洛四联症　E. 艾森曼格综合征

15. 目前认为先心病的病因主要是因为（ ）

A. 接触大剂量放射线　B. 宫内感染　C. 饮酒、吸食毒品

D. 宫内缺氧　E. 胎盘早剥

16. 4～7 岁小儿正常心率范围是（ ）

A. 80～100 次/分钟　B. 110～130 次/分钟　C. 100～130 次/分钟

D. 70～100 次/分钟　E. 90～120 次/分钟

17. 法洛四联症最常见的并发症是（ ）

A. 心力衰竭　B. 脑血栓　C. 肺栓塞

D. 支气管肺炎　E. 脑膜炎

18. 肺门“舞蹈”征常见于以下哪种心脏病（ ）

A. 肺动脉狭窄　B. 法洛四联症　C. 室间隔缺损

D. 右位心　E. 主动脉缩窄

19. 病毒性心肌炎急性期至少卧床休息多长时间（ ）

A. 热退后 1～2 周　B. 热退后 2～3 周　C. 热退后 1～3 周

D. 热退后 3～4 周　E. 热退后 5～6 周

20. 对先天性心脏病患儿家长进行健康教育，不妥的是（ ）

A. 合理喂养知识　B. 患儿应适当运动　C. 预防保健知识

D. 一般护理知识　E. 应尽早手术知识

A_2 型题

21. 患儿，女，2 岁。出生时曾诊断为法洛四联症。近 3 天来患儿出现呕吐、腹泻。首选的护理措施是（ ）

A. 按医嘱给予抗生素治疗　B. 补充液体

C. 吸氧　D. 卧床休息

E. 禁食

22. 患儿，男，11 个月。生长发育迟缓，吸吮无力，发绀，活动后气促，时有呼吸困难。初步诊断为法洛四联症。以下护理措施不当的是（ ）

A. 吃奶前吸氧

B. 乳头孔宜小，避免呛咳

C. 宜少食多餐

D. 护理操作集中进行，减少对患儿的不良刺激

E. 缺氧严重时，应采用膝胸卧位

23. 患儿，男，8 岁，动脉导管未闭，慢性扁桃腺炎，准备切除扁桃腺，术前准备最重要的是（ ）

A. 卧床休息　B. 预防感冒

C. 按医嘱给予抗生素　　D. 按医嘱给予镇静剂
E. 服用洋地黄制剂

24. 患儿，女，1岁，消瘦，哭闹时青紫，平静后青紫消失，查体：胸骨左缘2～3肋间可闻及收缩期杂音，肺动脉瓣区第二心音亢进，并固定分裂。该患儿最可能的诊断是（　）

A. 室间隔缺损　　B. 房间隔缺损　　C. 动脉导管未闭
D. 法洛四联症　　E. 主动脉狭窄

25. 患儿，男，1岁，诊断为室间隔缺损8个月。3天前，发热，咳嗽，近1天来，咳嗽、呼吸急促，三凹症明显，尿少，急诊入院。查体：T 38℃，P 160次/分钟，R 35次/分钟，肝肋下5cm；诊断为室间隔缺损合并心力衰竭，服用强心苷时，正确的护理措施是（　）

A. 服药前数脉搏15秒　　B. 服药前数脉搏60秒
C. 服药后数脉搏60秒　　D. 服药后数脉搏80秒
E. 服药后数脉搏90秒

26. 患儿，男，3岁，发现心脏杂音，确诊室间隔缺损3年，近日来，患儿无诱因出现持续性青紫，该患儿可能出现（　）

A. 差异性青紫　　B. 呼吸衰竭
C. 心力衰竭　　D. 缺血缺氧性脑病
E. 艾森曼格综合征

27. 患儿，男，7岁。从小体弱、易累、消瘦、易患感冒，曾患过3次肺炎。查体：胸骨左缘第2肋间可闻及粗糙的连续性机器样杂音，有毛细血管搏动及股动脉枪击音。该患儿可能是（　）

A. 室间隔缺损　　B. 房间隔缺损　　C. 动脉导管未闭
D. 法洛四联症　　E. 肺动脉狭窄

28. 患儿，男，4岁。自幼青紫，生长发育落后，杵状指，喜蹲踞，诊断为法洛四联症。20分钟前，在剧烈活动后突然发生昏厥，可能为（　）

A. 癫痫　　B. 重度贫血　　C. 缺氧发作
D. 呼吸衰竭　　E. 心力衰竭

29. 患儿，男，1岁，诊断动脉导管未闭6个月。3天前出现发热、咳嗽，近1天来，咳嗽明显，呼吸急促，三凹症明显，尿少，急诊入院。查体：T 38℃、P 160次/分钟，R 35次/分钟，肝肋下5cm。诊断动脉导管未闭合并心力衰竭，服用强心苷时，消化系统的中毒反应有（　）

A. 头晕　　B. 视力模糊　　C. 心律不齐
D. 呕吐　　E. 复视、黄绿视

30. 患儿，男，1岁，诊断为室间隔缺损8个月。3天前出现发热，咳嗽，近一天来，咳嗽、呼吸急促，三凹症明显，尿少，急诊入院。查体：T 38℃、P 160次/分钟，R35次/分钟，肝肋下5cm。此时首选的治疗药物是（　）

A. 抗生素　　B. 强心苷　　C. 激素
D. 保肝药物　　E. 退热剂

31. 患儿，男，1岁，诊断为室间隔缺损8个月。3天前出现发热、咳嗽，近1天来，咳嗽呼吸急促，三凹症明显，尿少，急诊入院。查体：T 38℃、P 160 次/分钟，R 35 次/分钟，肝肋下 5cm。诊断室间隔缺损合并心力衰竭，服用强心苷时，循环系统的中毒反应有（　　）

A. 室性期前收缩　　B. 视力模糊　　C. 恶心、呕吐
D. 腹胀明显　　E. 复视、黄绿视

32. 患儿，男，3 岁。自幼青紫，生长发育落后，杵状指，喜蹲踞，诊断为法洛四联症。20 分钟前，剧烈活动后，突然发生昏厥，可能是缺氧发作，此时护理应采取的卧位是（　　）

A. 平卧位　　B. 俯卧位　　C. 膝胸卧位
D. 头高脚低位　　E. 头低脚高位

A_3/A_4 型题

（33～36 题共用题干）

患儿，女，3 岁。自幼发现心脏杂音，经常患肺炎，查体胸骨左缘第 3～4 肋间Ⅳ级粗糙收缩期杂音，心电图示左心室及右心室均肥大，X 线片示肺血多。

33. 所患疾病可能是（　　）

A. 室间隔缺损　　B. 房间隔缺损　　C. 动脉导管未闭
D. 法洛四联症　　E. 肺动脉狭窄

34. 最常见的并发症是（　　）

A. 脑出血　　B. 脑栓塞　　C. 脑脓肿
D. 呼吸衰竭　　E. 呼吸道感染

35. 患儿出现心力衰竭时，正确的饮食指导是（　　）

A. 低脂饮食　　B. 低盐饮食　　C. 半流食
D. 普通饮食　　E. 无渣饮食

36. 如果患儿服用强心苷时，正确的护理是（　　）

A. 服药前数脉搏　　B. 服药后数脉搏　　C. 药物饭中服用
D. 药物饭后服用　　E. 与果汁同时服用

（37～38 题共用题干）

患儿，男，1 个月，发现心脏杂音，哭吵后，口周青紫，无抽搐。体检：胸骨左缘第 1～2 肋间闻及Ⅲ级收缩期杂音，周围血管征阳性，胸片示肺血增多，可能的诊断是动脉导管未闭。

37. 首选治疗药物是（　　）

A. 抗生素　　B. 利尿剂
C. 氧气吸入　　D. 吲哚美辛（消炎痛）
E. 血管扩张剂

38. 重要的护理措施是（　　）

A. 避免哭闹　　B. 拍背、吸痰
C. 雾化吸入　　D. 增减衣服
E. 空气新鲜，环境安静

（39～41 题共用题干）

患儿，男，3 岁，从生后 3 个月开始出现口唇青紫，并逐渐加重，活动后，喜蹲踞。

查体：胸骨左缘第3肋间有Ⅲ级粗糙的收缩期喷射性杂音，肺动脉瓣区第二心音明显减弱。

39. 最有可能的诊断是（ ）
A. 室间隔缺损 B. 房间隔缺损 C. 动脉导管未闭
D. 大动脉转位 E. 法洛四联症

40. 患儿哭闹后，出现面色青紫，呼之不应，可能是（ ）
A. 肺动脉高压 B. 缺氧发作 C. 脑出血
D. 脑栓塞 E. 心力衰竭

41. 治疗首选药物是（ ）
A. 吗啡 B. 抗生素 C. 利尿剂
D. 碳酸氢钠 E. 洋地黄毒苷

（42～43题共用题干）

3岁患儿，生长发育迟缓，平日活动后气促、心悸。因发热、咳嗽2天入院。体温39.5℃，血压12.0/6.0kPa（90/45mmHg），两肺底闻及中细湿性啰音，胸骨左缘第2肋间闻及粗糙的机器样杂音，可闻及股动脉枪击音。

42. 最可能的诊断是（ ）
A. 室间隔缺损 B. 房间隔缺损 C. 法洛四联症
D. 动脉导管未闭 E. 主动脉缩窄

43. 最可能的并发症是（ ）
A. 脑脓肿 B. 支气管肺炎
C. 脑栓塞 D. 脑血栓
E. 感染性细菌性心内膜炎

（44～46题共用题干）

患儿，男，两岁。生后有青紫，逐渐加重。会走后，经常下蹲，有杵状指。查体：胸骨左缘第3肋间闻及收缩期吹风样杂音，肺动脉第二音减弱，Hb 210g/L，心电图提示右心室肥厚，X线呈靴形心。

44. 最可能的诊断是（ ）
A. 室间隔缺损 B. 房间隔缺损 C. 法洛四联症
D. 动脉导管未闭 E. 主动脉缩窄

45. 患儿术前需要进行的检查是（ ）
A. 放射性核素 B. CT C. 心肌酶谱测定
D. 染色体检查 E. 心血管造影

46. 护理患儿应保证液体入量，主要是为了避免发生（ ）
A. 心力衰竭 B. 血栓形成
C. 便秘 D. 休克
E. 感染性细菌性心内膜炎

三、测试题参考答案

1. D 2. D 3. D 4. C 5. D 6. E 7. D 8. A 9. C
10. C 11. D 12. A 13. C 14. C 15. B 16. A 17. B 18. C

19. D　20. E　21. B　22. B　23. C　24. B　25. B　26. E　27. C
28. C　29. D　30. B　31. A　32. C　33. A　34. E　35. B　36. A
37. D　38. A　39. E　40. B　41. A　42. D　43. B　44. C　45. E
46. B

（于海红）

第十章　泌尿系统疾病患儿的护理

一、 重点与难点

（一）小儿泌尿系统解剖生理特点

正常每日尿量婴儿为400～500ml，幼儿为500～600ml，学龄前儿童为600～800ml，学龄儿童为800～1400ml，新生儿为1～3ml/（kg·h）。当每日尿量婴幼儿<200ml，学龄前儿童<300ml，学龄儿童<400ml，新生儿<1.0ml/（kg·h）时为少尿。每日尿量<50ml，新生儿<0.5ml/（kg·h）为无尿。

（二）急性肾小球肾炎患儿的护理

1. 急性肾小球肾炎是指一组由于免疫反应所致的急性弥漫性肾小球炎症性病变。发病前1～4周常有A组β溶血性链球菌引起的前驱感染，如扁桃体炎、脓疱疮等。

2. 典型病例有水肿、少尿、血尿、高血压；严重病例可出现严重循环充血、高血压脑病及急性肾衰竭。

3. 尿液检查可见大量红细胞、尿蛋白、多种管型；血液检查：补体C3下降、血沉增快、氮质血症、ASO增高等。

4. 治疗　主要是休息、控制钠水入量、对症处理（利尿、降压等）。

5. 护理措施　主要是合理安排休息与活动、减少过多的体液、调整饮食；密切观察病情变化，警惕发生急性肾衰竭、高血压脑病及严重循环充血。急性期一般卧床休息2周，待水肿消退、血压正常、肉眼血尿消失方可下床活动；尿内红细胞减少，血沉正常可上学，但应避免体育活动；Addis计数正常后恢复正常生活。

（三）原发性肾病综合征患儿的护理

1. 肾病综合征简称肾病，是由于多种原因引起的肾小球基底膜通透性增加，大量血浆蛋白从尿中丢失，导致一系列病理生理改变的临床症候群。临床以大量蛋白尿、低蛋白血症、高脂血症、水肿为特点。

2. 并发症　有感染、电解质紊乱、低血容量性休克（可出现肾前性肾衰竭）、高凝状态和血栓形成、生长发育延迟。

3. 肾上腺皮质激素是治疗肾病的首选药物。

4. 护理措施　包括减少过多的体液，保证患儿的营养供应，观察药物副作用，预防感染、血栓形成及电解质紊乱等，提供心理支持。

（四）泌尿道感染患儿的护理

1. 泌尿道感染是指病原体直接侵入尿路，在尿液中生长繁殖，并侵犯尿道黏膜或组织而引起的损伤。泌尿道感染最常见的致病菌是大肠杆菌，最常见的感染途径是上行感染。

2. 新生儿及婴幼儿以全身症状为主，泌尿系症状不显著；年长儿上尿路感染以发热、寒战、腹痛、腰痛等全身症状明显，常伴肾区叩击痛、肋脊角压痛等；下尿路感染以膀胱刺激症状如尿频、尿急、尿痛等局部症状为主，全身症状轻微，尿液混浊，有时可出现终末血尿或遗尿。

3. 尿常规：白细胞≥5 个/HP，或白细胞成堆、白细胞管型；尿细菌涂片：油镜下观察每个视野≥1 个细菌，表明尿中菌落计数≥10 万/ml；尿细菌培养：>10 万/ml 可确诊。

4. 泌尿道感染治疗的关键是控制感染、祛除病因、缓解症状、防止复发和保护肾功能。

5. 护理措施　维持正常体温、减轻排尿异常及向患儿和家长解释本病的护理要点和预防知识。

二、测　试　题

A_1 型题

1. 学龄前儿童每日尿量少于多少时称为少尿（　　）
   A. 500ml　　B. 400ml　　C. 300ml
   D. 200ml　　E. 100ml

2. 根据小儿尿道特点，易患的疾病为（　　）
   A. 肾病综合征　　B. 急性肾小球肾炎　　C. 尿毒症
   D. 泌尿道感染　　E. 急性肾盂肾炎

3. 急性肾小球肾炎属于下列哪种性质的疾病（　　）
   A. 感染后免疫反应性疾病　　B. 病毒直接感染肾脏
   C. 细菌直接感染肾脏　　D. 单侧肾脏化脓性炎症
   E. 双侧肾脏化脓性炎症

4. 急性肾炎应用青霉素是为了（　　）
   A. 控制肾脏炎症　　B. 防止交叉感染
   C. 缓解血尿　　D. 清除病灶内的残余链球菌
   E. 治疗并发症

5. <u>不符合</u>急性肾小球肾炎临床表现的是（　　）
   A. 少尿　　B. 血尿　　C. 高血压
   D. 可凹陷水肿　　E. 严重循环充血

6. 诱发小儿急性肾小球肾炎最常见的病原菌是（　　）
   A. 葡萄球菌　　B. A组β溶血性链球菌
   C. 革兰阴性杆菌　　D. 肺炎链球菌
   E. 流感嗜血杆菌

7. 急性肾炎的水肿多从何处开始（　　）
   A. 眼睑　　B. 面部　　C. 腰部

D. 胫骨前 E. 踝部

8. 典型的急性肾小球肾炎患儿，持续时间较久的表现是（ ）

A. 水肿 B. 高血压 C. 镜下血尿

D. 肉眼血尿 E. 氮质血症

9. 急性肾炎合并急性肾功能不全的重要表现是（ ）

A. 头晕、头疼 B. 恶心、呕吐 C. 呼吸深快

D. 持续少尿、尿闭 E. 嗜睡、乏力

10. 急性肾小球肾炎严重病例多发生在起病后（ ）

A. 起病后即刻 B. 起病后 1～2 周 C. 起病后 2～3 周

D. 起病后 6～8 周 E. 起病后 1 个月

11. 对于急性肾小球肾炎患儿的护理，下列哪项不正确（ ）

A. 严格卧床 1～2 周 B. 限制钠盐的摄入 C. 每日热敷肾区 1 次

D. 定期测量体重 E. 低蛋白饮食

12. 急性肾炎的临床表现正确的描述是（ ）

A. 多发于 1～3 岁的小儿

B. 发病前 3 天常有感染史

C. 常出现少尿、血尿、高血压

D. 发病 4 周后尿量增多

E. 血清补体 C3 增高

13. 急性肾小球肾炎水肿的特点是（ ）

A. 凹陷性水肿，自下而上 B. 凹陷性水肿，自上而下

C. 非凹陷性水肿，自下而上 D. 非凹陷性水肿，自上而下

E. 不一定

14. 单纯性肾病综合征有下列哪项表现（ ）

A. 血尿 B. 蛋白尿 C. 氮质血症

D. 高血压 E. 血 C3 降低

15. 肾病综合征最基础的病理生理改变是（ ）

A. 低蛋白血症 B. 水肿 C. 高血压

D. 血尿 E. 大量蛋白尿

16. 肾病综合征常见的并发症有（ ）

A. 水肿、感染、低蛋白血症

B. 感染、电解质紊乱、血栓形成

C. 感染、血栓形成、高血压

D. 高胆固醇血症、血栓形成、低血钠

E. 高钙血症、高钾血症、低钠血症

17. 肾炎性肾病不同于单纯性肾病之处是（ ）

A. 水肿明显 B. 大量蛋白尿

C. 有血尿和高血压 D. 胆固醇增高

E. 血浆蛋白降低更明显

18. 肾病综合征反复发作时可使用（　　）

A. 泼尼松　　B. 抗生素　　C. 利尿剂

D. 硝普钠　　E. 环磷酰胺

19. 下列<u>不符合</u>单纯性肾病的特点的是（　　）

A. 多见于 2～7 岁儿童　　B. 男孩多于女孩

C. 镜检红细胞小于 10 个/HP　　D. 没有高血压和氮质血症

E. 免疫学检查 C3 下降

20. 肾病综合征发生水肿的最主要原因是（　　）

A. 蛋白质合成障碍　　B. 低白蛋白血症

C. 高脂血症　　D. 循环血容量不足

E. 肾小管重吸收蛋白障碍

21. 肾病综合征患儿经过激素治疗见效，改善显著的指标是（　　）

A. 尿蛋白　　B. 尿糖　　C. 血胆固醇

D. 尿红细胞　　E. 血沉

22. 原发性肾病综合征患儿合并血栓时，最易发生的血管是（　　）

A. 肾静脉　　B. 大隐静脉　　C. 小隐静脉

D. 腘静脉　　E. 股静脉

23. 下列哪项<u>不是</u>小儿肾病综合征的临床表现（　　）

A. 明显的水肿　　B. 高胆固醇血症　　C. 大量蛋白尿

D. 尿中大量细菌　　E. 低蛋白血症

24. 关于单纯性肾病综合征的实验室检查以下哪项是<u>错误</u>的（　　）

A. 尿蛋白（＋＋＋～＋＋＋＋）　　B. 血浆总蛋白下降

C. 肉眼血尿　　D. 血胆固醇明显增高

E. 血沉明显增快

25. 单纯性肾病患儿一般不会发生以下哪个并发症（　　）

A. 低钠血症　　B. 感染　　C. 心力衰竭

D. 低钾血症　　E. 静脉血栓形成

26. <u>不符合</u>肾病综合征诊断标准的是（　　）

A. 大量蛋白尿＞3.5g/d　　B. 高脂血症　　C. 高血压

D. 水肿　　E. 低白蛋白血症

27. 关于急性尿路感染的叙述，哪项是<u>错误</u>的（　　）

A. 新生儿期主要表现为败血症

B. 婴幼儿期全身中毒症状重

C. 年长儿下尿路感染时，膀胱刺激征较突出

D. 年长儿下尿路感染时，可有腰痛和肾区叩击痛

E. 年长儿上尿路感染时，可有发热等全身症状

28. 学龄儿童发生泌尿道感染的主要途径是（　　）

A. 泌尿道先天畸形　B. 血行感染　C. 淋巴感染
D. 上行感染　E. 下行感染

29. 预防尿路感染，**错误**的措施是（　）
A. 保持会阴部清洁　B. 避免不必要的导尿
C. 去除尿路异物　D. 早日给小儿穿整档裤
E. 男孩包皮过长不需处理

A_2 型题

30. 患儿，男，6 岁，2 周前患扁桃体炎。两日来眼睑水肿，尿少，肉眼血尿。血压 150/110mmHg。尿常规：蛋白（+++），大量红细胞。血：红细胞和血红蛋白轻度下降，ASO 增高，C3 减少。此患儿最可能的疾病是（　）
A. 急性肾炎　B. 急进性肾炎　C. 肾炎型肾病
D. 慢性肾炎　E. 良性再发性血尿

31. 患儿，男，7 岁，诊断为急性肾小球肾炎。病后 5 天，患儿突然头痛剧烈、呕吐、视物不清，该患儿可能发生了（　）
A. 严重循环充血　B. 急性肾功能不全　C. 高血压脑病
D. 低钙惊厥　E. 严重感染

32. 患儿，男，4 岁，眼睑及颜面水肿 2 天，尿呈浓茶色，24 小时尿量为 200ml，血压 120/95mmHg。对该患儿的护理<u>不妥</u>的是（　）
A. 卧床休息两周　B. 每日评估水肿情况
C. 给予低盐饮食　D. 详细记录出入液量
E. 血沉正常即可恢复正常活动

33. 患儿，女，10 岁，眼睑水肿、尿少 3 天入院。精神差，眼睑及面部水肿，指压凹陷不明显，血压 120/90mmHg，24 小时尿量＜400ml，诊断为急性肾小球肾炎，该患儿属于（　）
A. 多尿　B. 少尿　C. 无尿
D. 尿频　E. 尿急

34. 患儿，男，7 岁，患上呼吸道感染 2 周后，出现食欲减退，尿少、水肿，尿呈浓茶色，血压 130/95mmHg。该患儿的疾病可能是（　）
A. 急性肾炎　B. 慢性肾炎　C. 单纯性肾病
D. 肾炎性肾病　E. 急进性肾炎

35. 患儿，女，5 岁，10 天前发热、咽痛，近 2 天水肿、尿少，尿色较深。体检：神志清，四肢轻度水肿，凹陷不明显，咽充血，心、肺、腹无异常，血压 12/9kPa（90/68mmHg）。拟诊急性肾小球肾炎，应首先作下列哪项检查（　）
A. 血常规　B. 尿常规　C. 胸部 X 线透视
D. 心电图　E. 咽拭子培养

36. 患儿，男，4 岁，全身重度凹陷性水肿两周，双眼不能睁开，阴囊水肿发亮，腹水征阳性，尿蛋白（++++），该患儿最可能的疾病为（　）
A. 急性肾小球肾炎　B. 肾病综合征　C. 泌尿系感染

D. 急性肾衰竭　　　　E. 心力衰竭

37. 患儿，男，5岁，全身严重凹陷性水肿，血清白蛋白10g/L，血胆固醇9.2 mmol/L，24小时尿蛋白定量0.15g/kg，诊断为单纯性肾病。该患儿的治疗及护理正确的是（　）

A. 适当户外活动　　　　B. 饮食不必限盐

C. 禁用环磷酰胺　　　　D. 尽量避免皮下注射

E. 口服泼尼松总疗程不超过8周

38. 患儿，男，3岁，肾病综合征。现阴囊皮肤高度水肿。该患儿首要的护理措施是（　）

A. 绝对卧床休息　　　　B. 严格限制食物入量

C. 给予高蛋白饮食　　　　D. 保持床单位清洁干燥

E. 用丁字带托起阴囊，保持干燥

39. 患儿，男，6岁，因“急性肾炎合并高血压脑病”首选硝普钠静滴，要随时监测（　）

A. 呼吸　　　　B. 心率　　　　C. 血压

D. 脉搏　　　　E. 体温

40. 患儿，女，8岁，急性肾小球肾炎治疗已3周，判断该患儿能够恢复上学的主要指标是（　）

A. 水肿消退，肉眼血尿消失　　　　B. 水肿消退，尿常规转为正常

C. 水肿消退，血压正常　　　　D. 血沉、补体恢复正常

E. 水肿消退，尿蛋白正常

41. 4岁男孩，水肿、尿少5天，门诊拟为“急性肾炎”，嘱患儿限制水盐，饮食中盐分直到（　）

A. 水肿消退、血压正常　　　　B. 全部症状消失

C. 尿常规正常　　　　D. 血沉正常

E. 水肿消退，镜下血尿消失

42. 患儿因“发现眼睑水肿3天”，拟为“急性肾炎”收住院，入院时测血压130/90mmHg，住院治疗一天，突然发生惊厥，可能性最大的是（　）

A. 高热惊厥　　　　B. 低血糖惊厥　　　　C. 低钙惊厥

D. 低钠综合征　　　　E. 高血压脑病

43. 患儿，男，7岁，水肿、尿少5天，诊断为急性肾炎合并急性肾衰竭，现持续尿闭阶段，下列处理哪项<u>不妥</u>（　）

A. 严格控制液体入量

B. 反复使用利尿剂或甘露醇以促进排尿

C. 处理高血钾症

D. 处理低钠血症

E. 防治氮质血症

44. 患儿，男，5岁，因“水肿、尿少3天”来门诊检查，诊断为“急性肾小球肾炎”。嘱患儿应卧床休息至（　）

A. 血沉降至正常
B. 抗“O”降至正常
C. 补体恢复正常
D. 血尿完全消失，水肿消失，血压正常
E. 肉眼血尿消失，水肿消失，血压正常

45. 患儿，女，4岁，因“全身重度凹陷性水肿两周”诊断为肾病综合征，给予激素治疗。1小时前患儿突发剧烈腰痛、肉眼血尿、少尿，首先应考虑（　　）

A. 合并感染　　B. 低钾血症　　C. 肾静脉血栓形成
D. 心力衰竭　　E. 低血容量休克

46. 患儿，男，5岁，因“单纯性肾病综合征”入院，治疗应用糖皮质激素，出院指导中哪一项是**错误**的（　　）

A. 避免到公共场所　　B. 不能随意停用激素
C. 可进行预防接种　　D. 避免过度劳累
E. 给予营养丰富的饮食

47. 患儿，男，5岁，因“肾病综合征”住院治疗，水肿消退、尿蛋白减少时要求出院，出院时健康指导应最主要强调的是（　　）

A. 介绍本病的病因　　B. 说明本病的治疗反应
C. 遵医嘱继续服药，不能随便停药　　D. 说明不能剧烈活动的重要性
E. 讲解预防复发的注意事项

48. 患儿，男，10岁，诊断为原发性肾病综合征，家长长期给予其低盐饮食。近3天来，患儿感乏力，反复呕吐、食欲差，精神委靡，今日突然出现抽搐一次。最可能的原因是（　　）

A. 颅内感染　　B. 低钠血症　　C. 低钙血症
D. 低镁血症　　E. 脑血栓形成

49. 患儿，女，6岁，因“肾病综合征”应用肾上腺皮质激素治疗6周后，尿蛋白完全消失，水肿消退。激素疗效为（　　）

A. 复发　　B. 激素耐药　　C. 激素依赖
D. 激素敏感　　E. 激素部分敏感

50. 患儿，女，7岁，近1周来发热，寒战，尿频，有腰痛。医嘱留尿培养，下列关于尿培养的描述哪项**不正确**（　　）

A. 应留取中段尿做培养
B. 若培养菌落计数大于10^5/ml可确诊
C. 留取尿标本时先用肥皂将外阴清洗干净
D. 用0.05%的苯扎溴胺冲洗会阴2次后留尿
E. 若30分钟未留到尿液，需再次消毒会阴

51. 患儿，女，5个月，高热1周，拒食、呕吐、排尿时哭闹，尿布有臭味。该患儿最可能的疾病是（　　）

A. 急性上感　　B. 小儿腹泻　　C. 急性肾炎

D. 肾病综合征　　E. 泌尿道感染

52. 患儿，男，5 岁，10 天前有发热、流涕，3 天前出现眼睑水肿、尿少，尿呈浓茶色，血压 120/90mmHg，无氮质血症。对该患儿的护理不妥的是（ ）

A. 卧床休息　　B. 记录出入水量　　C. 限制钠盐摄入

D. 严格限制蛋白摄入　　E. 留清晨中段尿送检

53. 女婴 6 个月，发热、哭闹 2 天，呕吐 2 次，黄稀便 2 次。体温 39.2℃，面色苍白。咽部无充血，心肺无异常，腹软，外阴红，会阴及臀部见红色皮疹。血白细胞 20×10^9/L，中性粒细胞 0.92；尿检白细胞（+++），红细胞 0～1 个/HP。为明确诊断，应做下列哪项检查（ ）

A. 多次尿常规检查　　B. 血生化检查　　C. 取中段尿培养

D. 肾活检病理检查　　E. 血清补体测定

A_3/A_4 型题

（54～57 题共用题干）

患儿，男，5 岁，全身重度水肿 1 周，凹陷性，两眼不能睁开，阴囊水肿，腹部叩诊移动性浊音阳性，尿蛋白（++++）。

54. 该患儿最可能的疾病是（ ）

A. 泌尿系感染　　B. 急性肾小球肾炎　　C. 肾病综合征

D. 支气管肺炎　　E. 支气管哮喘

55. 治疗本病的首选药物是（ ）

A. 肾上腺糖皮质激素　　B. 利尿剂　　C. 丙种球蛋白

D. 环磷酰胺　　E. 青霉素

56. 该患儿目前最主要的护理诊断是（ ）

A. 焦虑　　B. 体液过多

C. 营养失调：低于机体需要量　　D. 活动无耐力

E. 有皮肤完整性受损的危险

57. 该患儿的护理措施以下哪项不妥（ ）

A. 适当卧床休息，不必严格限制活动

B. 加强皮肤护理，以防感染

C. 尽量少用肌内注射，以免引起注射处感染

D. 阴囊水肿可用棉垫或吊带托起

E. 高蛋白饮食，蛋白摄入量大于 2g/(kg·d)

（58～61 题共用题干）

患儿，女，2 岁，近日出现发热、排尿时哭闹、排尿次数增多来诊。查：患儿精神状态差，T 39℃，尿液混浊。

58. 该患儿最可能患的病是（ ）

A. 急性肾小球肾炎　　B. 肾病综合征　　C. 泌尿道感染

D. 急性肾衰竭　　E. IgA 肾病

59. 下列哪项辅助检查对病情评估最有帮助（ ）

A. 尿常规　　B. 尿培养
C. 血培养　　D. CT
E. 抗链球菌溶血素 O（ASO）

60. 该患儿排在首位的护理问题是（　）
A. 体液过多　　B. 营养不足　　C. 体温过高
D. 皮肤完整性受损　　E. 活动无耐力

61. 对患儿家长的健康指导中，**错误**的是（　）
A. 检查患儿有无尿路畸形　　B. 便后自前向后清洗臀部
C. 保持会阴部清洁干燥　　D. 根治蛲虫感染
E. 尽量少饮水，以免增加排尿痛苦

（62～64 题共用题干）

患儿，男，7 岁，水肿，尿少，肉眼血尿 3 天。BP 135/100mmHg，眼睑及下肢水肿。尿常规：尿蛋白（＋＋），红细胞满视野/高倍镜。

62. 护士考虑此患儿是（　）
A. 急性肾小球肾炎　　B. 慢性肾小球肾炎　　C. 肾炎性肾病
D. 单纯性肾病　　E. 肾盂肾炎

63. 经治疗病情好转，能恢复上学但需免上体育课的指标是（　）
A. Addis 计数　　B. 血压正常　　C. 尿常规
D. 无血肿　　E. 血沉

64. 经治疗病情好转，能恢复正常生活的指标是（　）
A. Addis 计数　　B. 血压正常　　C. 尿常规
D. 无水肿　　E. 血沉

（65～69 题共用题干）

患儿，男，6 岁，患上呼吸道感染 2 周后，出现眼睑水肿，尿少呈浓茶色。T 38℃，血压 128/95mmHg，尿蛋白（＋），血清补体 C3 降低，抗链球菌溶血毒素 O 增高。

65. 该患儿最可能的疾病是（　）
A. 急性肾小球肾炎　　B. 肾病综合征　　C. 泌尿系感染
D. 急性肾衰竭　　E. 肾结石

66. 该患儿首选的护理诊断是（　）
A. 体温过高　　B. 体液过多
C. 排尿异常　　D. 活动无耐力
E. 营养失调：低于机体需要量

67. 该患儿正确的护理措施是（　）
A. 物理降温　　B. 卧床休息 2 周
C. 严格控制蛋白质的入量　　D. 血尿消失后加强锻炼
E. 每日留取尿标本送培养

68. 患儿入院后第 2 天，出现呼吸困难、端坐呼吸、两肺布满湿啰音、肝大而硬，出现奔马律。该患儿可能发生了（　）

A. 严重循环充血　　B. 高血压脑病　　C. 急性肾衰竭
D. 肺内感染　　E. 代谢性酸中毒

69. 患儿应立即采取的体位是（　　）
A. 平卧位　　B. 半卧位　　C. 头低足高位
D. 左侧卧位　　E. 膝胸侧卧位

三、测试题参考答案

1. C	2. D	3. A	4. D	5. D	6. B	7. A	8. C	9. D
10. B	11. E	12. C	13. D	14. B	15. E	16. B	17. C	18. E
19. E	20. B	21. A	22. A	23. D	24. C	25. C	26. C	27. D
28. D	29. E	30. A	31. C	32. E	33. B	34. A	35. B	36. B
37. D	38. E	39. C	40. D	41. A	42. E	43. B	44. E	45. C
46. C	47. C	48. B	49. D	50. D	51. E	52. D	53. C	54. C
55. A	56. B	57. E	58. C	59. B	60. C	61. E	62. A	63. E
64. A	65. A	66. B	67. B	68. A	69. B			

（许　玲）

第十一章　造血系统疾病患儿的护理

一、重点与难点

（一）小儿造血和血液特点

1. 小儿造血特点　胚胎期造血包括中胚叶造血期、肝脾造血期和骨髓造血期。生后造血包括骨髓造血和骨髓外造血，出生后主要是骨髓造血。婴儿期所有骨髓均为红髓，全部参与造血，5～7岁黄髓逐渐增多，而红髓相应减少，黄髓有潜在的造血功能，当造血需要增加时，它可转变成红髓而恢复造血功能。在婴幼儿期发生严重感染、贫血等造血需要增加时，出现肝、脾、淋巴结肿大，同时外周血中可出现有核红细胞或（和）幼稚中性粒细胞，这种现象称为骨髓外造血。

2. 小儿血液特点

（1）红细胞数和血红蛋白量：出生时红细胞数约 5.0～7.0×10^{12}/L，血红蛋白量约 150～220g/L。随着生后自主呼吸的建立，血氧含量的增高，红细胞破坏较多（生理性溶血）。同时红细胞生成素不足，骨髓暂时性造血功能降低；加之婴儿生长发育迅速，循环血量迅速增加等因素，红细胞数和血红蛋白量逐渐降低，至生后2～3个月时红细胞数降至3×10^{12}/L左右，血红蛋白量降至110g/L左右，出现轻度贫血，称为“生理性贫血”。

（2）白细胞数与分类：小儿出生时白细胞数15～20×10^9/L，婴儿期10～12×10^9/L，8岁后接近成人水平。出生时中性粒细胞约占65%，淋巴细胞约占30%，生后4～6天时中性粒细胞和淋巴细胞比例相等（第一次交叉），至4～6岁时两者第二次相等（第二次交叉），6岁后逐渐与成人相似。

（二）小儿贫血概述

贫血是指末梢血中单位容积内的红细胞数、血红蛋白量或红细胞容积低于正常。诊断标准：新生儿期血红蛋白量＜145g/L、1～4个月＜90g/L、4～6个月＜100g/L者为贫血。6个月～6岁血红蛋白量＜110g/L、6～14岁＜120g/L者为贫血。

贫血的分度：轻度贫血的血红蛋白（Hb）在正常下限～90g/L，中度贫血的Hb为90～60g/L，重度贫血Hb为60～30g/L，极重度贫血Hb＜30g/L。

（三）营养性贫血患儿的护理

营养性缺铁性贫血与营养性巨幼红细胞性贫血临床特点及护理观察（表11-1）

（四）特发性血小板减少性紫癜患儿的护理

表 11-1 营养性缺铁性贫血与营养性巨幼红细胞性贫血的临床特点及护理观察

	营养性缺铁性贫血	营养性巨幼红细胞性贫血
病因	体内铁缺	缺乏维生素 B_{12} 或（和）叶酸
好发年龄	以 6 个月～2 岁多见	多见于婴幼儿，2 岁以内约>96%
临床特点	1. 一般贫血表现 可出现异食癖、舟状指、舌炎、常伴有肝、脾肿大 2. 神经系统症状 婴幼儿易烦躁、激惹，年长儿记忆力减退等症状	1. 一般贫血表现 皮肤蜡黄、毛发稀疏，多呈虚胖，常伴有肝、脾肿大 2. 神经精神症状 智力及动作发育落后，重症可出现肢体、躯干、头部和全身震颤
血象特点	小细胞低色素性贫血。末梢血中血红蛋白量较红细胞数减少更明显。涂片可见红细胞大小不等，以小细胞为多，中央淡染区扩大	大细胞性贫血。末梢血中红细胞数较血红蛋白量减少更明显。涂片可见红细胞大小不等，以大细抱为多，中央淡染区不明显
血清学检查	血清铁蛋白减少	血清维生素 B_{12} 或（和）叶酸含量降低
治疗要点	铁剂治疗有效	维生素 B_{12} 或（和）叶酸治疗有效
护理观察	按医嘱应用铁剂。口服铁剂对胃肠道有刺激，宜从小剂量开始，在两餐间服用；铁剂可与维生素 C、果汁同服，以利吸收；忌与抑制铁吸收的食物如牛奶、茶、咖啡、钙片等同服。注射铁剂易出现不良反应，个别可有过敏性休克，故慎用。铁剂治疗有效者在用药 3～4 天后网织红细胞升高，7～10 天达高峰，2～3 周后下降至正常。治疗约 2 周后血红蛋白逐渐上升，患儿症状减轻，食欲增加。铁剂治疗的疗程至血红蛋白达正常水平后再用 2 个月左右停药，以补充铁的贮存量	按医嘱用药，观察用药后 2～4 天，患儿精神症状好转、食欲增加，随即网织红细胞上升，约 2～6 周红细胞和血红蛋白恢复正常，但神经精神症状恢复较慢。单纯维生素 B_{12} 缺乏时，不宜加用叶酸治疗，以免加重神经精神症状；维生素 C 有助叶酸的吸收，同时服用可提高疗效；恢复期应加用铁剂，防止红细胞增加过快时出现缺铁

特发性血小板减少性紫癜又称自身免疫性血小板减少性紫癜，是小儿最常见的出血性疾病。临床主要特点为皮肤、黏膜自发性出血，血小板减少，出血时间延长，血块收缩不良，束臂试验阳性，骨髓巨核细胞数正常或减少。目前认为是一种自身免疫性疾病。治疗主要是应用肾上腺皮质激素。护理措施包括：控制出血、预防创伤出血、密切观察病情变化、预防感染、心理护理和健康教育。

（五）血友病患儿的护理

血友病是一组遗传性凝血功能障碍的出血性疾病，包括：①血友病甲，即因子Ⅷ缺乏症；②血友病乙，即因子Ⅸ缺乏症；③血友病丙，即因子Ⅺ缺乏症。因子Ⅷ、Ⅸ、Ⅺ缺乏，使凝血过程第一阶段中的凝血活酶生成减少，引起血液凝固障碍，导致出血倾向。其共同特点为终身在轻微损伤或小手术后发生长时间的出血。护理措施包括：局部止血、遵医嘱尽快输注凝血因子、预防出血、减轻疼痛、预防致残。

（六）急性白血病患儿的护理

白血病是造血系统的恶性增生性疾病，其特点为造血组织中某一血细胞系统过度增生、进入血流并浸润到各组织和器官，从而引起发热、贫血、出血、白血病细胞浸润（肝脾、淋巴结肿大、骨关节疼痛、中枢神经系统白血病、绿色瘤、睾丸白血病）的表现。根据增生的白细胞种类的不同，可分为急性淋巴细胞白血病（简称急淋）和急性非淋巴细胞白血病（简称急非淋）两大类，前者在小儿中的发病率较高。

急性白血病的治疗主要是以化疗为主的综合疗法，其原则是早期诊断、早期治疗、严格分型，按照白血病的类型及影响预后的因素，采取联合、足量、间歇、交替和长期的正规化疗方案，争取尽快完全缓解。护理措施包括：维持正常体温、合理安排生活作息制度、加强营养、密切观察病情、缓解疼痛和提供情感支持。

二、测 试 题

A_1 型题

1. 小儿生后造血的特点是（　　）
   A. 出生后主要是骨髓造血　　B. 婴儿期所有骨髓均为黄髓
   C. 红髓很少参与造血　　D. 幼儿期长骨干开始出现红髓
   E. 红髓具有潜在的造血功能
2. 关于“骨髓外造血”的叙述，错误的是（　　）
   A. 任何年龄小儿均可发生
   B. 感染、贫血为其最常见的原因
   C. 可表现为肝脾、淋巴结肿大
   D. 末梢血中可见到有核红细胞
   E. 病因去除后可恢复正常的骨髓造血
3. 生理性贫血出现在小儿出生后（　　）
   A. 2 个月以内　　B. 2～3 个月　　C. 4～6 个月
   D. 6～8 个月　　E. 8 个月以后
4. 生理性贫血的原因，不符的是（　　）
   A. 胎儿红细胞寿命短且破坏较多　　B. 红细胞生成素减少
   C. 骨髓暂时性造血功能降低　　D. 婴儿生长发育迅速
   E. 婴儿期循环血量减少
5. 小儿白细胞分类的变化主要是（　　）
   A. 中性粒细胞与大单核细胞的比例　　B. 中性粒细胞与淋巴细胞的比例
   C. 中性粒细胞与嗜伊红细胞的比例　　D. 大单核细胞与淋巴细胞的比例
   E. 嗜伊红细胞与淋巴细胞的比例
6. 小儿白细胞分类中性粒细胞与淋巴细胞的比例相等的时间是（　　）
   A. 出生后 1～2 天和 1～2 个月　　B. 出生后 1～2 个月和 1～2 岁
   C. 出生后 4～6 天和 4～6 个月　　D. 出生后 4～6 天和 4～6 岁
   E. 出生后 4～6 个月和 4～6 岁
7. 中度贫血的标准是（　　）
   A. Hb＞120g/L　　B. Hb 90～120g/L　　C. Hb 60～90g/L
   D. Hb 30～60g/L　　E. Hb＜30g/L
8. 小儿时期最常见的贫血是（　　）
   A. 营养性缺铁性贫血　　B. 营养性巨幼红细胞性贫血
   C. 溶血性贫血　　D. 再生障碍性贫血
   E. 感染性贫血
9. 营养性缺铁性贫血多见于（　　）

A. 新生儿　　B. 1～3 个月　　C. 4～6 个月
D. 6 个月至 2 岁　　E. 3～5 岁

10. 胎儿期铁的储备最多的时期是（　　）
A. 胎儿期前 3 个月　　B. 胎儿期第 4 个月　　C. 胎儿期第 5 个月
D. 胎儿期第 6 个月　　E. 胎儿期后 3 个月

11. 根据临床表现诊断营养性缺铁性贫血，<u>不需要</u>结合（　　）
A. 发病年龄　　B. 喂养史　　C. 血象特点
D. 骨髓象特点　　E. 家族史

12. 营养性缺铁性贫血的血象特点是（　　）
A. 大细胞性贫血，血红蛋白量减少更明显
B. 大细胞性贫血，红细胞数减少更明显
C. 小细胞低色素性贫血，血红蛋白量减少更明显
D. 小细胞低色素性贫血，红细胞数减少更明显
E. 小细胞低色素性贫血，红细胞数和血红蛋白量成比例下降

13. 营养性缺铁性贫血的实验室检查特点是（　　）
A. 末梢血中血红蛋白量减少　　B. 末梢血中红细胞数增多
C. 骨髓涂片可见幼红细胞增生低下　　D. 血清铁升高
E. 血清总铁结合力降低

14. 营养性缺铁性贫血的治疗，<u>不妥</u>的是（　　）
A. 添加含铁辅食　　B. 加服维生素 C　　C. 口服硫酸亚铁
D. 治疗胃肠疾病　　E. 反复输血

15. 防治营养性缺铁性贫血，意义不大的是（　　）
A. 加强哺乳期母亲的营养
B. 调整饮食，注意喂养方式
C. 防治腹泻等疾病
D. 优先选用蛋黄、豆类、肉类等辅食
E. 及时添加蔬菜、水果

16. 遵医嘱口服铁剂时，<u>不正确</u>的是（　　）
A. 宜从小剂量开始　　B. 与维生素 C 同服
C. 加服钙剂以利吸收　　D. 不宜与牛乳、茶水同服
E. 注意观察服药后不良反应

17. 为预防小儿营养性缺铁性贫血进行饮食指导，<u>不妥</u>的是（　　）
A. 帮助家长纠正小儿偏食　　B. 牛奶是防止缺铁的理想食品
C. 维生素 C 可促进铁的吸收　　D. 早产儿应及早补充铁剂
E. 鲜牛奶加热后才能喂养婴儿

18. 口服铁剂治疗贫血时，大便颜色可呈（　　）
A. 白色　　B. 黄色　　C. 绿色
D. 黑色　　E. 红色

19. 口服铁剂的最佳时间是（　　）
A. 餐前　　B. 两餐之间　　C. 餐后

D. 晨起时　　E. 临睡前

20. 营养性缺铁性贫血患儿在口服铁剂同时服用（　　）

A. 维生素 B_{12}　　B. 叶酸　　C. 维生素 C

D. 维生素 D　　E. 维生素 E

21. 营养性缺铁性贫血铁剂治疗需用至（　）

A. 症状消失后再用 1 个月

B. 血红蛋白恢复正常后再用 1 个月

C. 症状消失后再用 2 个月

D. 血红蛋白恢复正常后再用 2 个月

E. 症状消失、血红蛋白及红细胞均恢复正常

22. 营养性缺铁贫血，铁剂治疗 1 周后首先出现的治疗反应是（　）

A. 红细胞计数增加　　B. 白细胞计数增加　　C. 网织红细胞计数增加

D. 血红蛋白量增加　　E. 血小板计数增加

23. 服铁剂时以下哪种方法最好（　）

A. 在两餐之间，同时服维生素 C　　B. 在餐前，同时服维生素 C

C. 在餐后，同时服维生素 C　　D. 在两餐之间，与牛奶同服

E. 在餐后，与牛奶同服

24. 营养性巨幼红细胞性贫血特异性的临床表现是（　）

A. 异食癖　　B. 肝大　　C. 脾大

D. 反甲　　E. 震颤

25. 营养性巨幼红细胞性贫血神经精神症状的产生主要是因为缺乏（　　）

A. 维生素 B_{12}　　B. 叶酸　　C. 维生素 C

D. 维生素 D　　E. 维生素 E

26. 营养性大细胞性贫血出现明显神经症状时治疗用（　）

A. 维生素 B_{12}　　B. 维生素 C　　C. 维生素 D

D. 叶酸　　E. 维生素 B_1

27. 口服叶酸治疗巨幼红细胞性贫血，为提高疗效，可同时服用（　）

A. 维生素 B_1　　B. 维生素 B_6　　C. 维生素 C

D. 维生素 D　　E. 维生素 E

28. 单纯维生素 B_{12} 缺乏患儿，不宜加用叶酸治疗，其原因是（　）

A. 加重震颤表现　　B. 可以造成水肿　　C. 不起治疗作用

D. 使患儿肝脏肿大　　E. 不利于维生素 B_{12} 吸收

29. 对营养性贫血患儿所做的健康指导，<u>不妥</u>的有（　　）

A. 指导合理喂养　　B. 纠正异食癖　　C. 做好口腔护理

D. 长期服用铁剂　　E. 防止舌咬伤

30. <u>不符合</u>急性白血病临床表现的有（　）

A. 发热　　B. 贫血　　C. 出血

D. 白血病细胞浸润　　E. 肢体震颤

A_2 型题

31. 患儿，男，8 岁，血常规示：血红蛋白为 98g/L，该患儿的贫血程度是（　　）

A. 无贫血　B. 轻度贫血　C. 中度贫血
D. 重度贫血　E. 极重度贫血

32. 患儿，女，12 个月，牛乳喂养，食欲欠佳，未添加辅食，逐渐面色苍黄 2 个月，体重 7.8kg，睑结膜苍白，心前区可闻及 2 级收缩期杂音，肝肋下 3cm，脾肋下 1.5cm，四肢有抖动。欲判断患儿有无贫血及贫血程度，应首先做哪种检查（　）

A. 血常规　B. 骨髓象　C. 血清总铁结合力测定
D. 血清铁　E. 运铁蛋白

33. 患儿，男，2 岁，血红细胞 2.5×10^{12}/L，血红蛋白 75g/L，此现象可能是（　）

A. 正常血象　B. 轻度贫血　C. 中度贫血
D. 重度贫血　E. 极重度贫血

34. 患儿，女，7 个月，系早产，初生体重 2kg，牛奶喂养，未添加辅食，现体重 7.2kg。因"腹泻 2 周"到医院检查，诊断为"营养性缺铁性贫血"。该患儿缺铁原因**不包括**（　）

A. 饮食中铁的摄入量不足　B. 生长发育速度过快
C. 体内铁储存不足　D. 机体抵抗力低下
E. 铁的吸收障碍

35. 患儿，男，10 个月，母乳喂养，未添加辅食，发病前发育正常。近 2 个月面色蜡黄，表情呆滞，嗜睡，右手可见不自主颤动。血象检查：红细胞 2.0×10^{12}/L，血红蛋白 6.8g/L，估计该患儿的主要病因是（　）

A. 缺钙　B. 缺铁　C. 缺维生素 D
D. 缺维生素 B_{12}　E. 缺蛋白

36. 患儿，女，8 个月，母乳喂养，未加辅食，近 2 个月来面色苍白，肝肋下 3cm。血象检查：红细胞 2.5×10^{12}/L，血红蛋白 60g/L，白细胞 5×10^{9}/L，末梢血涂片：红细胞体积小，中央淡染区扩大。最先考虑的护理诊断是（　）

A. 营养失调：低于机体需要量（铁缺乏）
B. 营养失调：低于机体需要量（维生素 B_{12}、叶酸缺乏）
C. 活动无耐力
D. 有发生感染的危险
E. 生长发育改变

37. 患儿，男，11 月，母乳喂养，未加辅食，面色逐渐苍白，肝肋下 3cm，脾肋下 1cm。血象检查：红细胞 3.0×10^{12}/L，血红蛋白 70g/L，血片：红细胞大小不均，以小者为多，中央淡染区扩大。可能是（　）

A. 营养性缺铁性贫血　B. 营养性巨幼细胞性贫血
C. 营养性混合性贫血　D. 溶血性贫血
E. 生理性贫血

38. 患儿，男，10 个月，面黄来诊，诊断为营养性小细胞性贫血。下列处理哪项是**不必要**的（　）

A. 设法增进食欲　B. 口服维生素 C　C. 口服铁剂
D. 肌注维生素 B_{12}　E. 预防发生心功能不全

39. 患儿，男，1 岁半，诊断为“营养性缺铁性贫血”，需口服铁剂治疗，指导应用铁剂不正确的是（　　）

A. 注意观察药物反应，可能有恶心、排便异常等

B. 应在两餐之间服药，减少对胃肠道的刺激

C. 可与牛奶同时服用，利于铁剂吸收

D. 可用吸管服药，以减轻牙齿染黑

E. 患儿大便呈黑色是正常现象，停药后恢复正常

40. 患儿，女，4 岁，因“乏力、面色苍白”诊断为“缺铁性贫血”，查血红蛋白 78g/L。为改善贫血症状，患儿应吃下列哪种食物最佳（　　）

A. 牛奶及乳制品　　B. 鱼、虾及高热量食物

C. 动物肝脏及高蛋白饮食　　D. 海带、紫菜及高蛋白饮食

E. 紫皮茄子及高蛋白饮食

41. 患儿，女，7 个月。因“面色苍白，食欲减退 2 个月”入院。生后一直人工喂养，未加辅食。体检：营养差，皮肤、黏膜苍白。化验：血红蛋白 60g/L，红细胞 3.0×10^{12}/L，考虑该患儿可能是（　　）

A. 感染性贫血　　B. 生理性贫血　　C. 营养性缺铁性贫血

D. 营养性巨幼细胞贫血　　E. 再生障碍性贫血

42. 患儿，女，7 个月，确诊为营养性缺铁性贫血。指导家长口服铁剂的最佳方法是（　　）

A. 加大铁剂量　　B. 餐前服药　　C. 与牛乳同服

D. 与维生素 C 同服　　E. 使用三价铁

43. 患儿，男，10 个月，牛乳喂养，未加辅食，因皮肤、黏膜苍白就诊。诊断为缺铁性贫血，对家长健康指导最重要的是（　　）

A. 防止外伤　　B. 预防感染　　C. 预防心力衰竭

D. 限制活动　　E. 补充含铁辅食

44. 早产儿（胎龄 34 周）家长来儿保门诊咨询，何时开始给予铁剂以预防缺铁性贫血，正确的是（　　）

A. 生后 2 周　　B. 生后 1 个月　　C. 生后 2 个月

D. 生后 3 个月　　E. 生后 4 个月

45. 患儿，女，10 个月。生后一直奶粉喂养，未加辅食，体检；营养差，皮肤、黏膜苍白，化验：血红蛋白 60g/L，红细胞 2.0×10^{12}/L，此患儿确诊为营养性缺铁性贫血，导致该患儿缺铁的主要原因是（　　）

A. 铁的丢失过多　　B. 铁的吸收、利用障碍　　C. 铁的摄入不足

D. 生长发育快　　E. 铁的储存不足

46. 患儿，男，7 个月，因“间断腹泻 2 个月，厌食 1 个月”入院。查体：患儿神志清楚，反应差，皮肤黏膜苍白。血常规：血红蛋白 70g/L，红细胞 3.0×10^{12}/L。根据病情考虑该患儿为（　　）

A. 生理性贫血　　B. 营养性巨幼红细胞性贫血

C. 营养性缺铁性贫血　　D. 再生障碍性贫血

E. 珠蛋白生成障碍性贫血

47. 患儿，女，9个月，单纯母乳喂养，未添加辅食，近2个月来面色蜡黄，反应淡漠。查体：舌面光滑，肝脾轻度肿大，四肢有震颤。末梢血象红细胞数和血红蛋白量均低。最先考虑的护理诊断是（　　）

A. 营养失调：低于机体需要量（铁缺乏）

B. 营养失调：低于机体需要量（维生素 B_{12}、叶酸缺乏）

C. 活动无耐力

D. 有发生感染的危险

E. 生长发育改变

48. 患儿，女，面色蜡黄，手有震颤，血常规检查：血红细胞 $2.1\times10^{12}/L$，血红蛋白 78g/L，血涂片中以大细胞为多，红细胞形态大小不等，应首先考虑为（　　）

A. 营养性缺铁性贫血　　B. 营养性巨幼红细胞性贫血

C. 营养性混合性贫血　　D. 生理性贫血

E. 溶血性贫血

49. 患儿，男，8个月，面黄来诊，母乳喂养，未加辅食，初步诊断为营养性巨幼红细胞性贫血。下列哪项处理最重要（　　）

A. 增加辅助食品　　B. 使用维生素 B_{12}＋叶酸　　C. 口服铁剂

D. 口服维生素 C　　E. 输血

50. 患儿，男，9个月，面色蜡黄，虚胖，手足颤抖，肝肋下2cm，血红蛋白 90g/L，红细胞 $2.3\times10^{12}/L$。首要的护理诊断是什么（　　）

A. 有感染的危险　　B. 生长发育的改变

C. 营养失调：低于机体需要量　　D. 知识缺乏

E. 活动无耐力

51. 患儿，女，11个月，母乳喂养，未加辅食，近1个月出现反应迟钝，嗜睡，间断出现手足、头震颤，面色苍黄，应采取以下哪项措施（　　）

A. 口服铁剂　　B. 使用维生素 B_{12}、叶酸　　C. 输血

D. 吸氧　　E. 给予兴奋剂

52. 患儿，男，11个月，母乳喂养，未添加辅食，近1个月来出现反应迟钝，嗜睡，间断出现手足、头震颤，面色苍黄，最可能的发病原因是（　　）

A. 铁缺乏　　B. 维生素 D 缺乏　　C. 维生素 B_1 缺乏

D. 维生素 C 缺乏　　E. 维生素 B_{12} 缺乏

53. 患儿，女，5岁，以"特发性血小板减少性紫癜"收入院，最常见的出血部位为（　　）

A. 皮肤黏膜　　B. 消化道　　C. 泌尿道

D. 生殖道　　E. 颅内

54. 患儿，6岁，诊断为"特发性血小板减少性紫癜"，入院后告知患者禁用的药物是（　　）

A. 泼尼松　　B. 阿司匹林　　C. 红霉素

D. 阿莫西林　　E. 地西泮

55. 患儿，女，13岁，诊断特发性血小板减少性紫癜。血常规显示红细胞 $3.6\times10^{12}/L$，血红蛋白 90g/L，白细胞 $6.8\times10^{9}/L$，血小板 $15\times10^{9}/L$，该患者最大的危险是

（ ）

A. 贫血　　B. 继发感染　　C. 颅内出血

D. 心衰　　E. 牙龈出血

56. 患儿，男，2岁，平素轻微损伤后发生长时间的出血，其舅终身易出血，后死于颅内出血。考虑该患儿临床诊断可能是（ ）

A. 营养性贫血　　B. 感染性贫血

C. 血友病　　D. 特发性血小板减少性紫癜

E. 急性白血病

A_3/A_4 型题

（57～58题共用题干）

患儿，男，8个月，系早产儿，生后牛奶喂养，未加辅食。近2个月来面色渐黄。肝肋下2cm，脾肋下0.5cm，血红蛋白80g/L，红细胞3.0×10^{12}/L，红细胞体积小，中央淡染区扩大。

57. 考虑该患儿最大可能是（ ）

A. 营养性缺铁性贫血　　B. 营养性巨幼红细胞性贫血

C. 营养性混合性贫血　　D. 感染性贫血

E. 溶血性贫血

58. 正确的处理措施是（ ）

A. 输血治疗　　B. 肌注维生素B_{12}　　C. 口服叶酸

D. 口服铁剂　　E. 肌注维生素D

（59～61题共用题干）

患儿，女，9个月，母乳喂养，未添加辅食，4～5个月时会笑、能认识人，近2个月面色蜡黄，表情呆滞，嗜睡，肢体可见不自主颤动。

59. 应考虑下列哪种疾病（ ）

A. 生理性贫血　　B. 营养性巨幼红细胞性贫血

C. 营养性缺铁性贫血　　D. 营养性混合性贫血

E. 再生障碍性贫血

60. 该患儿最适宜的治疗是（ ）

A. 输血　　B. 铁剂，维生素C　　C. 维生素B_{12}，叶酸

D. 维生素D，钙剂　　E. 肾上腺糖皮质激素

61. 下列哪种食物目前无助于患儿的康复（ ）

A. 瘦肉、蛋类　　B. 海产品　　C. 新鲜绿叶蔬菜

D. 牛奶　　E. 动物内脏

（62～64题共用题干）

患儿，女，8个月，一直母乳喂养，从未添加辅食，现面色苍白，精神差，心前区可闻及吹风样杂音，肝肋下2.5cm，脾肋下1.0cm。血象：血红蛋白60g/L，红细胞2.5×10^{12}/L。临床诊断为“营养性缺铁性贫血”。

62. 该患儿贫血的程度为（ ）

A. 轻度贫血　　B. 中度贫血　　C. 重度贫血

D. 极重度贫血　　E. 重度贫血伴感染

63. 考虑该患儿缺铁最主要的原因可能是（　　）

A. 饮食中铁的摄入量不足　　B. 生长发育速度过快

C. 体内储存铁不足　　D. 铁的吸收障碍

E. 铁的丢失过多

64. 预防本病的关键是（　）

A. 母乳喂养　　B. 经常口服铁剂　　C. 及时添加蔬菜，果汁

D. 及时添加蛋黄，肉类　　E. 提高机体抵抗力

三、测试题参考答案

1. A	2. A	3. B	4. E	5. B	6. D	7. C	8. A	9. D
10. E	11. E	12. C	13. E	14. E	15. E	16. C	17. B	18. D
19. B	20. C	21. D	22. C	23. A	24. E	25. A	26. A	27. C
28. A	29. D	30. E	31. C	32. A	33. C	34. D	35. D	36. A
37. A	38. D	39. C	40. C	41. C	42. D	43. E	44. C	45. C
46. C	47. B	48. B	49. B	50. C	51. B	52. E	53. A	54. B
55. C	56. C	57. A	58. D	59. B	60. C	61. C	62. B	63. A
64. D								

（许　玲）

第十二章　神经系统疾病患儿的护理

一、重点与难点

（一）小儿神经系统解剖生理特点及常用检查方法

小儿生长发育过程中，神经系统发育最早，出生时脑皮质细胞数已与成人相同，以后主要是细胞体积增大和突触增多。婴幼儿时期，对外界刺激引起的神经冲动易于泛化，遇强刺激时易发生昏睡或惊厥。4岁以内小儿应在第4～5腰椎间隙进行腰椎穿刺，以免损伤脊髓。儿童正常脑脊液外观无色透明，细胞数不超过10×10^6/L（新生儿可达20×10^6/L），糖含量2.8～4.4mmol/L，氯化物118～128mmol/L，蛋白不超过0.4g/L。新生儿脑脊液量少，约50ml，压力低，故抽取较为困难。

神经反射有以下几种：①出生时存在，终生不消失的反射如角膜反射、瞳孔反射、结膜反射、吞咽反射及咽反射等；②出生时存在，以后随年龄增长逐渐消失的反射如觅食反射、吸吮反射、拥抱反射、握持反射、颈肢反射等；③出生时不存在，以后逐渐出现并终身存在的反射，如腹壁反射及提睾反射；④新生儿肌张力高，凯尔尼格征可为阳性；2岁以下的小儿双侧巴宾斯基征可呈阳性。

（二）化脓性脑膜炎患儿的护理

1. 化脓性脑膜炎简称化脑，是小儿时期常见的神经系统急性感染性疾病，以婴幼儿多见。80%以上的化脑是由脑膜炎奈瑟球菌、肺炎链球菌、流感嗜血杆菌引起。新生儿和＜2个月的小婴儿以革兰阴性杆菌、B组溶血性链球菌、金黄色葡萄球菌为主；3月～3岁小儿多由流感嗜血杆菌引起；年长儿由脑膜炎奈瑟球菌和肺炎链球菌致病为多见。致病菌大多从呼吸道侵入，也可由皮肤、黏膜或新生儿的脐部侵入，经血循环到达脑膜。

2. 化脑临床以急性发热、惊厥、意识障碍、颅内压增高、脑膜刺激征和脑脊液脓性改变为特征。新生儿和3个月以下的小婴儿化脑常不典型，表现为体温可高可低或体温不升，面色青灰、拒乳、吐奶、尖叫，前囟饱满、张力增高，头围增大或颅缝裂开，不典型惊厥发作，脑膜刺激征不明显。可出现硬脑膜下积液、脑室管膜炎、脑积水等并发症。

3. 脑脊液检查是确诊本病的主要依据。典型的脑脊液改变为外观混浊或脓性，压力增高，白细胞显著增多达1000×10^6/L以上，以中性粒细胞为主，糖含量显著降低，氯化物降低，蛋白质增多；涂片或细菌培养可找到致病菌。

4. 治疗　主要是用抗生素控制感染。选用对致病菌敏感且易通过血脑屏障的抗生素，以早期、足量、足疗程、联合静脉用药为好，力求在用药24小时内将脑脊液中的致病菌杀死。

5. 护理措施

(1) 维持正常体温：每4小时测体温1次，体温超过38.5℃时，及时给予物理降温或药物降温。遵医嘱给予抗生素治疗，必须了解药物的使用要求及副作用，如青霉素稀释后应在1小时内输完，防止破坏，影响疗效；氯霉素的骨髓抑制作用，定期作血象检查；静脉输液速度不宜过快，以免加重脑水肿。

(2) 防治并发症：①监测生命体征，密切观察神志、瞳孔、囟门的变化，警惕颅内压增高和脑疝的发生。一旦出现，应将患儿头肩部抬高15°～30°，侧卧位休息，有利于头部血液回流降低颅内压，以及避免呕吐造成窒息。遵医嘱应用降低颅内压的药物。②患儿在治疗中发热不退或退而复升、前囟饱满、颅缝裂开、呕吐不止、频繁惊厥，应考虑有硬脑膜下积液的可能。

(3) 保证营养供给：给予高热量、高蛋白、高维生素饮食。对神志清醒者给予清淡、易消化的流质或半流质饮食，少量多餐。对意识障碍者给予静脉高营养或鼻饲。对频吐不能进食者可采用静脉输液，维持水电解质平衡。

(4) 防止外伤和意外：及时清除患儿呕吐物，保持呼吸道通畅，防止发生误吸；做好皮肤护理，防止压疮的发生；躁动不安或惊厥时防止坠床、舌咬伤等。

(三) 病毒性脑膜炎、脑炎患儿的护理

病毒性脑膜炎、脑炎是由各种病毒感染引起的以发热、颅内压增高和意识障碍为主要表现的颅内急性炎症。若炎症过程主要在脑膜，临床表现为病毒性脑膜炎。如主要累及大脑实质，则以病毒性脑炎为主要临床表现。

多种病毒可引起脑膜炎、脑炎，80%以上由肠道病毒引起（如柯萨奇病毒、埃可病毒等）。病毒大多通过血行播散而至。病前1～3周多有上呼吸道及胃肠道感染史、接触动物或昆虫叮咬史。

病毒性脑膜炎患儿可有发热、头痛、呕吐、颈背疼痛，有脑膜刺激征，但意识多不受累，也无局限性神经系统体征。病毒性脑炎患儿首发症状多有不同程度的发热，随体温增高而出现不同程度的意识障碍，由于主要受累脑区的不同可出现不同的局限性神经系统体征。脑脊液检查压力增高，外观清亮，白细胞计数多在$500\times10^6/L$以下，以淋巴细胞为主，蛋白轻度增高或正常，糖和氯化物无明显改变。涂片或培养均无细菌发现。可用阿昔洛韦等抗病毒制剂、对症处理和支持疗法。护理措施包括：维持正常体温、促进脑功能的恢复、促进肢体功能恢复、观察病情、保证营养供应和健康教育。

二、测　试　题

A_1 型题

1. 关于新生儿脑脊液的描述，下列错误的是（　　）
   A. 新生儿脑脊液量较多
   B. 正常脑脊液外观透明
   C. 新生儿脑脊液细胞数可达$20\times10^6/L$
   D. 氯化物含量118～128mmol/L
   E. 糖含量2.8～4.4mmol/L，蛋白不超过400mg/L

2. 2岁小儿，疑为化脓性脑膜炎，做脑脊液检查，腰椎穿刺的适宜位置是（　　）

A. 第1～2腰椎间隙　B. 第2～3腰椎间隙　C. 第3～4腰椎间隙
D. 第4～5腰椎间隙　E. 第1～5腰椎间隙

3. 足月新生儿出生时存在，以后也不消失的反射是（　）

A. 觅食反射　B. 角膜反射　C. 握持反射
D. 颈肢反射　E. 腹壁反射

4. 下列哪一项属于出生时不存在，以后逐渐出现并永不消失的神经反射是（　）

A. 角膜反射　B. 腹壁反射　C. 颈肢反射
D. 咽反射　E. 握持反射

5. 新生儿化脓性脑膜炎最常见的病原菌是（　　）

A. 大肠杆菌　B. 脑膜炎奈瑟球菌　C. 肺炎链球菌
D. 铜绿假单胞菌　E. 流感嗜血杆菌

6. 婴儿化脓性脑膜炎最常见的病原菌侵入途径是（　）

A. 呼吸道感染　B. 胃肠道感染　C. 皮肤化脓病灶
D. 脐部感染　E. 邻近组织器官感染

7. 2个月小儿化脓性脑膜炎的重要体征是（　）

A. 脑膜刺激征阳性　B. 前囟紧张或隆起　C. 黄疸
D. 感觉过敏　E. 心率快

8. 化脓性脑膜炎的脑脊液与结核性脑膜炎的脑脊液最主要的<u>不同点</u>是（　）

A. 细胞数增高　B. 蛋白增高　C. 糖含量降低
D. 外观混浊甚至脓性　E. 可以检出细菌

A_2 型题

9. 患儿，女，2个月，体检腹壁反射、提睾反射未引出，双侧巴宾斯基征阳性，属于（　）

A. 正常　B. 中枢神经系统感染
C. 发育迟缓　D. 需报告医生查找原因
E. 口服促进脑细胞代谢药物

10. 患儿，男，2个月，因发热3天、抽搐1天就诊，体温的波动在38～39.5℃，无咳嗽，1天前出现频繁抽搐，伴喷射状呕吐，体检：精神委靡，易激惹，外耳道有脓性分泌物，凯尔尼格征和布鲁津斯基征均为阳性，初步诊断为“化脓性脑膜炎”。该患儿发生化脓性脑膜炎的原因可能是（　　）

A. 体温过高　B. 上呼吸道感染　C. 中耳炎
D. 频繁抽搐　E. 频繁呕吐

11. 患儿，男，1岁半，5天来持续发热，体温39.5℃左右，同时有呼吸困难、发绀，诊断为肺炎，治疗效果不佳，1天前出现抽搐，并有呕吐，呈喷射性，伴意识模糊，初步诊断为重症肺炎合并中毒性脑病。患儿出现喷射状呕吐的原因主要是（　）

A. 高热惊厥　B. 低氧血症　C. 电解质紊乱
D. 颅内压增高　E. 酸中毒

12. 患儿，男，1 岁，化脓性脑膜炎治疗 7 天时明显好转后，体温又升高，惊厥，前囟门隆起，脑脊液正常，可考虑为（　　）

A. 化脓性脑膜炎加重　　B. 并发中毒性脑病　　C. 并发脑积水

D. 并发硬膜下积液　　E. 并发脑室管膜炎

13. 患儿，男，2 岁，化脓性脑膜炎，入院后意识不清，呼吸不规则，两侧瞳孔不等大，对光反射迟钝，该患儿可能出现的并发症是（　　）

A. 脑疝　　B. 脑脓肿　　C. 脑积水

D. 脑室管膜炎　　E. 颅神经损伤

14. 患儿，女，6 个月，因头痛、烦躁不安入院，诊断为化脓性脑膜炎（脑膜炎奈瑟菌），常用抗生素是（　　）

A. 红霉素　　B. 青霉素　　C. 庆大霉素

D. 林可霉素　　E. 卡那霉素

15. 患儿，男，4 个月，因化脓性脑膜炎入院。遵医嘱静脉给 20%甘露醇降低颅内压，操作错误的是（　　）

A. 用药前检查药液有无结晶

B. 不能与其他药液混用

C. 药液有结晶应加碱性溶液使其消失

D. 应 30 分钟内快速静脉滴入

E. 静脉输液时防止药液外漏

16. 患儿，男，10 岁，因头痛、呕吐、发热、颈强直入院。现发现全身抽搐，意识丧失，初步诊断为化脓性脑膜炎，该患儿首要的护理诊断/问题是（　　）

A. 体温升高　　B. 疼痛　　C. 有体液不足的危险

D. 急性意识障碍　　E. 调节颅内压能力下降

17. 患儿，女，5 岁，因颅内压增高急诊入院，入院时有频繁呕吐、意识模糊，以下护理措施哪项不妥（　　）

A. 床头抬高 15°～30°

B. 吸氧

C. 尽快进行腰椎穿刺以明确诊断

D. 防止窒息

E. 遵照医嘱立即应用甘露醇降低颅内压

18. 患儿，女，5 岁，诊断为化脓性脑膜炎伴营养不良，对其护理下列哪项不正确（　　）

A. 根据患儿体重及营养状态评估患儿的营养需要量

B. 给予高蛋白、高维生素、低糖、易消化饮食

C. 不能进食者按医嘱用鼻饲

D. 对不能鼻饲或有体液不足者，应按医嘱给静脉补液或静脉高营养

E. 严格控制输液量

19. 患儿，女，8 个月，患化脓性脑膜炎，护士巡视时发现患儿出现喷射状呕吐、烦

躁不安、惊厥，有颅内压增高的可能。此时应给予的护理措施是（ ）

A. 保持安静，平卧位　　B. 腰椎穿刺，放出脑脊液

C. 加快输液速度，防止休克　　D. 输液速度宜慢、量宜少

E. 各项护理操作分开进行

20. 患儿，男，5个月，3天前出现哭闹，右耳流脓，现体温39.5℃，神志不清，出现喷射状呕吐，初步诊断为化脓性脑膜炎，需做腰椎穿刺，此时重要的护理是（ ）

A. 固定患儿于屈曲位

B. 对患儿讲明腰椎穿刺的目的和意义

C. 给患儿备皮

D. 安慰家长并说明此项操作的意义和安全性

E. 准备腰椎穿刺包

21. 45天男婴，嗜睡、拒奶、易激惹4天，面色青灰，前囟紧张，躯干可见散在脓疱疮，该患儿最关键的检查是（ ）

A. 血培养　　B. 脓疱液培养　　C. 血常规

D. 头颅CT　　E. 脑脊液检查

22. 患儿，男，4岁，高热、头痛，呕吐2天，抽搐3次，2天前曾排稀便数次，无脓血。皮疹（－），脑膜刺激征（＋），双侧巴氏征（＋），大便常规正常，血象WBC：9.0×10^9/L，N：0.30，L：0.70。最可能的诊断是（ ）

A. 中毒性菌痢　　B. 病毒性脑炎　　C. 中毒性脑病

D. 化脓性脑膜炎　　E. 脑脓肿

23. 患儿，女，2岁，病毒性脑炎，频繁惊厥，遵医嘱使用地西泮止惊时，在用药后应严密观察（ ）

A. 血压　　B. 呼吸　　C. 体温

D. 瞳孔　　E. 脉搏

24. 患儿，女，5岁，高热5天，昏迷1天入院，诊断为病毒性脑炎。为防止继发感染而采取了下列措施，不正确的是（ ）

A. 加强皮肤、口腔清洁护理　　B. 及时清除呼吸道分泌物

C. 护理操作应严格无菌　　D. 禁止翻身、拍背，以防痰液吸入

E. 加强病房消毒工作

A_3/A_4 型题

（25～29题共用题干）

患儿，女，3岁，发热、咳嗽、流涕3天入院，入院后体温持续不退，达40℃左右，呕吐、嗜睡、抽搐2次，胸、腹部及四肢皮肤有瘀斑，前囟隆起，双肺呼吸音粗糙，可闻及少许干性啰音，腹软，肝轻度肿大。

25. 患儿可能发生的疾病是（ ）

A. 上呼吸道感染　　B. 支气管肺炎　　C. 化脓性脑膜炎

D. 高热惊厥　　E. 败血症

26. 为明确病原菌，应首先选择（ ）

A. 血常规检查　　B. CT
C. 胸部X线片　　D. 脑电图检查
E. 刺破皮肤瘀斑涂片染色找细菌

27. 不妥的护理措施是（　　）
A. 保持安静，平卧位　　B. 头戴冰帽
C. 按医嘱给予抗生素　　D. 密切观察病情变化
E. 与家长进行有效的沟通

28. 该患儿首要的护理诊断是（　　）
A. 有受伤的危险　　B. 头痛
C. 潜在并发症：脑疝、呼吸骤停　　D. 体温过高
E. 焦虑

29. 对患儿即刻的处理应是（　　）
A. 按医嘱给药物降温　　B. 给予抗生素治疗　　C. 给予补充钙剂
D. 在口腔放置压舌板　　E. 给予约束

三、测试题参考答案

1. A　2. D　3. B　4. B　5. A　6. A　7. B　8. D　9. A
10. C　11. D　12. D　13. A　14. B　15. C　16. E　17. C　18. B
19. D　20. D　21. E　22. B　23. B　24. D　25. C　26. E　27. A
28. D　29. B

（陆　莉）

第十三章　内分泌系统疾病患儿的护理

一、重点与难点

（一）先天性甲状腺功能减低症患儿的护理

先天性甲状腺功能减低症简称甲低，是由于甲状腺激素合成或分泌不足所引起的疾病，是小儿最常见的内分泌疾病。本病分两类：散发性系先天性甲状腺发育异常或甲状腺激素合成途径中酶缺陷所造成；地方性系由于地区水、土和食物中缺碘所致。

造成甲低最主要原因是甲状腺不发育或发育不良。主要临床表现为智力落后、生长发育落后和生理功能低下。本病早期诊断、早期治疗尤为重要，新生儿筛查法为患儿早期确诊、避免神经精神发育严重缺陷的极佳防治措施，一旦诊断确立，应终身使用甲状腺素进行替代治疗。

护理措施主要是注意保暖、预防感染，合理喂养、保证营养，指导用药，加强行为训练、提高自理能力。预防重点是重视新生儿筛查，大力推广食用碘化食盐，指导孕妇多食含碘丰富的食物。

（二）糖尿病患儿的护理

糖尿病是由于胰岛素绝对或相对不足引起的糖、脂肪、蛋白质代谢紊乱的慢性全身代谢病。儿童糖尿病多见于5～7岁的儿童，其中绝大多数是1型糖尿病，临床主要表现为多尿、多饮、多食和体重下降，即三多一少，易引起糖尿病酮症酸中毒。治疗采取胰岛素替代、饮食控制和运动锻炼相结合的综合治疗方案。护理措施主要是控制饮食；合理安排运动；指导胰岛素的使用；预防感染。

（三）生长激素缺乏症患儿的护理

生长激素缺乏症又称垂体性侏儒症，是由于垂体前叶分泌的生长激素不足所引起的生长发育障碍性疾病。其身高低于同年龄、同性别、同地区正常小儿平均身高的两个标准差或在小儿生长曲线第3百分位数以下。

主要临床表现为生长障碍、骨成熟延迟、青春发育期推迟，但智力正常。生长激素分泌功能的药物刺激试验为确诊试验。治疗主要是采用生长激素替代治疗，持续至骨骺愈合为止。护理措施主要是指导用药、促进生长发育和心理护理。

二、测 试 题

A_1 型题

1. 小儿最常见的内分泌疾病是（　　）

A. 生长激素缺乏症　　B. 尿崩症
C. 儿童糖尿病 2 型　　D. 先天性甲状腺功能减低症
E. 儿童糖尿病 1 型

2. 地方性甲状腺功能减低症的病因是（　　）
A. 垂体分泌促甲状腺激素减少　　B. 孕妇饮食中缺碘
C. 合成甲状腺素酶缺乏　　D. 孕母服用抗甲状腺药物
E. 甲状腺发育异常

3. 甲状腺功能减低症的身体状况应**除外**以下哪一项（　　）
A. 特殊面容　　B. 智力低下　　C. 上部量短、下部量长
D. 头大颈短　　E. 怕冷

4. 儿童糖尿病以下列哪项最多见（　　）
A. 婴儿暂时性糖尿病　　B. 继发性糖尿病　　C. 特异性糖尿病
D. 2 型糖尿病　　E. 1 型糖尿病

5. 生长激素缺乏症患儿骨龄一般延迟（　　）
A. 半年　　B. 2 年　　C. 1 年
D. 3 年　　E. 4 年

A_2 型题

6. 出生 25 天新生儿，胎龄 43 周，出生体重 4.5kg，反应迟钝，哭声低，大便 2～3 天一次。体查：肛温 35.4℃，前囟 3cm×3cm，喜伸舌，皮肤巩膜黄染，腹胀。该患儿最可能的诊断是（　　）
A. 新生儿肝炎综合征　　B. 佝偻病
C. 先天性巨结肠　　D. 21-三体综合征
E. 先天性甲状腺功能减低症

7. 患儿，女，20 天，生后 3 天行新生儿筛查发现 TSH 浓度增高，为进一步明确诊断，必须再进行以下哪项检查（　　）
A. 血钙、磷及碱性磷酸酶测定　　B. 染色体核型分析
C. 采集血标本检测血清 T_4 和 TSH　　D. TRH 刺激试验
E. 骨龄测定

8. 患儿，女，4 岁，诊断为先天性甲状腺功能减低症，给甲状腺素片治疗，医生嘱咐，出现下列情况考虑为甲状腺素片过量，但哪项**除外**（　　）
A. 食欲好转　　B. 心悸　　C. 发热
D. 多汗　　E. 腹泻

9. 患儿，女，2 岁，生后不久即出现喂养困难、吃奶差、少哭、便秘，近 2 个月来出现面部眼睑水肿。查体：皮肤粗糙，体温 35.7℃，毛发干枯，表情呆滞，声音嘶哑，眼距宽，鼻梁扁平，舌伸出口外，双肺无啰音，心音低钝，腹膨隆，四肢肌张力低下。最佳的治疗药物是（　　）
A. 激素　　B. 钙剂　　C. 甲状腺素钠
D. 甲巯咪唑　　E. 多巴胺

10. 患儿，女，6岁，近半年来无明显诱因经常有饥饿感，食量增多但体重减轻，上学走路自觉乏力，因近日反复夜间遗尿就诊。为进一步明确诊断，必须再进行以下何项检查（　　）

A. 查血 TSH　　B. 随机检测血糖
C. 血脂检查　　D. 染色体核型分析
E. 采集血标本检测血清 T_4 和 TSH

11. 糖尿病患儿合并酮症酸中毒，经治疗后意识恢复，突然又感到心悸、饥饿、出汗，随即发生意识障碍，应如何处理（　　）

A. 加大胰岛素用量　　B. 静脉推注50%葡萄糖　　C. 应用呼吸兴奋剂
D. 静脉滴注碳酸氢钠　　E. 静脉滴注氯化钾

12. 患儿，男，9岁，患糖尿病，应用胰岛素治疗过程中，因急性感染出现恶心、呕吐、腹痛、食欲不振、血压下降、体温不升，呼气中有酮味，首选的措施是（　　）

A. 立即静脉给予大剂量胰岛素　　B. 迅速纠正脱水
C. 补液应先慢后快　　D. 葡萄糖 20ml/kg 快速静脉滴入
E. 应用碳酸氢钠纠正酸中毒

A_3/A_4 型题

（13～14 题共用题干）

患儿，女，8个月，生后活动少，少哭，进食少，便秘。体查：头发稀少，轻度贫血，发际低，眼睑水肿，心率90次/分钟，腹部膨隆有脐疝。

13. 首选哪项实验室检查（　　）

A. 血清碱性磷酸酶测定　　B. 血清胆固醇、甘油三酯测定
C. 血电解质钠、钾、氯测定　　D. 染色体核型分析
E. 血清 T_3、T_4、TSH 测定

14. 下列哪项符合本患儿（　　）

A. 皮肤粗糙　　B. 手纹异常　　C. 皮肤白皙
D. 方颅，枕秃　　E. 角膜模糊

三、测试题参考答案

1. D　2. B　3. C　4. E　5. B　6. E　7. C　8. A　9. C
10. B　11. B　12. B　13. E　14. A

（陆　莉）

第十四章　免疫性疾病患儿的护理

一、重点与难点

（一）风湿热患儿的护理

风湿热是一种与A组乙型溶血性链球菌感染密切相关的免疫炎性疾病。目前认为与A组乙型溶血性链球菌感染后的变态反应和自身免疫反应有关。

风湿热发病前1～4周常有上呼吸道感染史，临床表现主要有：①心脏炎：是本病最严重的表现，年龄愈小，心脏受累的可能愈大；②关节炎：呈游走性、多发性，侵犯大关节为主，出现红、肿、热、痛和功能障碍。经治疗关节功能可恢复，不遗留强直或畸形；③舞蹈病：女孩多见，表现为不自主、无目的、不协调的舞蹈样动作，在兴奋或注意力集中时加剧，入睡后消失；④皮下结节；⑤环形红斑。

治疗要点是：①抗链球菌感染：青霉素用药时间至少2周；②抗风湿治疗：激素在心脏炎伴心力衰竭的患儿应首选，多发性关节炎或无心脏炎患儿首选阿司匹林。护理措施主要是防止发生严重的心功能损害、减轻关节疼痛、心理护理和用药指导。

（二）过敏性紫癜患儿的护理

过敏性紫癜又称亨-舒综合征（HSP），是以小血管炎为主要病变的系统性血管炎。目前认为与某种致敏因素引起的自身免疫反应有关。临床以下肢及臀部反复分批出现皮肤紫癜为主要特征，常伴有关节肿痛、腹痛、便血和血尿等，其中约半数患儿有肾脏损害的临床表现。

治疗主要是积极寻找和祛除致病因素，给予止血、脱敏等对症治疗，用肾上腺皮质激素缓解腹痛和关节痛症状。护理措施主要是促进皮肤恢复正常功能、减轻或消除关节肿痛与腹痛。

（三）川崎病患儿的护理

川崎病又称皮肤黏膜淋巴结综合征（MCLS），是一种以全身中、小血管炎为主要病变的急性发热出疹性疾病。目前认为是易患宿主对多种感染病原触发的一种免疫介导的全身性血管炎。临床以急性发热、皮肤黏膜病损和淋巴结肿大为特征，其中①手足皮肤硬性肿胀与皮肤移行处出现膜状脱皮为本病主要特征；②口唇干燥潮红、皲裂、出血和结痂，舌乳头突起呈杨梅舌；③心血管系统表现是川崎病最严重的表现，可因冠状动脉炎和动脉瘤而发生心肌梗死致猝死。

治疗要点主要是减轻血管炎症和抗血小板凝集、预防冠状动脉瘤及动脉栓塞的发生。阿司匹林和大剂量丙种球蛋白静脉滴注联合应用，辅以双嘧达莫等抗凝是最佳治疗方案。

护理措施主要是降低体温、促进皮肤恢复正常功能和促进口腔黏膜恢复。

二、测　试　题

A_1 型题

1. 风湿热时最常受侵犯的心脏瓣膜是（　　）

A. 主动脉瓣　　B. 肺动脉瓣　　C. 二尖瓣
D. 三尖瓣　　E. 主动脉瓣和二尖瓣

2. 护士指导风湿热患儿控制活动量时，以下哪项<u>不妥</u>（　　）

A. 无心脏炎者急性期卧床二周
B. 有心脏炎时轻者绝对卧床 4 周，重者 6～12 周
C. 无心脏受累者 1 个月后恢复正常活动
D. 轻度心脏受累者 2～3 个月后恢复正常活动
E. 严重心脏炎伴心力衰竭者 1 年后恢复正常活动

3. 下列表现，哪项<u>不是</u>过敏性紫癜的皮肤特点（　　）

A. 反复、分批出现　　B. 多见于下肢及臀部
C. 针尖大小出血点、压之不褪色　　D. 对称分布
E. 伸侧居多

4. 护士评估川崎病患儿时，认为其特征性的表现是（　　）

A. 发热
B. 猩红热样皮疹
C. 杨梅舌
D. 指、趾端甲床与皮肤交界处出现膜状脱皮
E. 颈淋巴结肿大

A_2 型题

5. 当护士向患有风湿热的 8 岁儿童的父母了解病史时，应重点询问病前有无（　　）

A. 泌尿道感染　　B. 急性咽炎　　C. 接触性皮炎
D. 急性胃肠炎　　E. 贫血

6. 患儿，男，10 岁，持续发热 10 天，伴胸闷及双膝关节酸痛，3 周前有咽痛。体检：体温 38.5℃，心率 118 次/分钟，血压 105/75mmHg，面色苍白，咽充血，扁桃体Ⅱ°肿大，少许白色渗出，心界扩大，胸骨左缘第 3 肋间可闻及Ⅱ级舒张期杂音，心尖区第 1 心音减弱、有奔马律和Ⅱ～Ⅲ级全收缩期杂音，肝在右肋下 1cm，无压痛。最可能诊断是（　　）

A. 病毒性心肌炎　　B. 风湿性瓣膜病
C. 急性风湿热　　D. 感染性心内膜炎
E. 先天性心脏病伴心力衰竭

7. 患儿，女，13 岁，发热 2 周余，胸腹部间断出现环形红斑，化验：血红蛋白 100g/L，WBC 13.6×10^9/L，ESR 50mm/h，CRP（＋），ASO 500U/ml，心电图正常，诊断为风湿热。应首选的药物为（　　）

A. 青霉素　B. 阿司匹林　C. 青霉素＋泼尼松
D. 阿司匹林＋泼尼松　E. 青霉素＋阿司匹林

8. 患儿，女，7岁，2周前开始反复低热，伴咽喉疼痛，2天前诉胸闷、心季、四肢关节疼痛，以“风湿热”入院。在护理计划中，护士应优先考虑下列哪项护理诊断（　）

A. 心排出量减少　B. 疼痛　C. 焦虑
D. 体温过高　E. 活动无耐力

9. 患儿，男，7岁，因发热12天不退，皮肤出现环形红斑并有游走性关节痛。血清黏蛋白增高，血沉85mm/h，心电图正常，考虑为风湿热急性期可能。护士为减轻患儿关节疼痛症状，下列哪项措施不妥（　）

A. 移动患儿肢体要轻柔
B. 长期服用止痛剂
C. 避免受损关节受压
D. 用枕头等给予支撑，使其处于舒适的位置
E. 护理人员要耐心

10. 患儿，女，8岁，因反复双下肢皮疹1个月入院。诊断为“过敏性紫癜”。护士在进行饮食护理时，应强调（　）

A. 暂时禁食　B. 多吃含维生素丰富的食物
C. 多饮水　D. 避免吃虾、蟹等海鲜
E. 少食多餐

11. 患儿，男，2岁，因心跳、呼吸骤停被送到急诊室，经抢救无效死亡。父母诉病儿曾患“川崎病”，护士预计其死亡的原因是（　）

A. 心肌炎　B. 脑炎　C. 心包炎
D. 肺炎　E. 心肌梗死

A_3/A_4 型题

（12～14题共用题干）

患儿，男，2岁，因发热、双下肢不能行走5天入院。患儿5天前开始发热，体温波动在39～40℃之间，拒绝下地走路，烦躁不安。查体：体温39.5℃，躯干部可见红色斑丘疹，双侧颈部淋巴结肿大，压痛，口唇干燥潮红、舌乳头突起呈杨梅舌，指、趾关节呈梭形肿胀。

12. 根据以上资料，护士认为该患儿可能患的疾病是（　）

A. 风湿热　B. 过敏性紫癜　C. 川崎病
D. 类风湿关节炎　E. 猩红热

13. 护士在护理该患儿的过程中，应优先考虑下列哪项护理诊断（　）

A. 体温过高　B. 有感染的危险　C. 躯体移动障碍
D. 皮肤完整性受损　E. 口腔黏膜改变

14. 护士预计该患儿可能出现的最严重的表现是（　）

A. 心包炎　B. 心肌炎　C. 心内膜炎
D. 心律失常　E. 心肌梗死

三、测试题参考答案

1. C 2. E 3. C 4. D 5. B 6. C 7. E 8. E 9. B
10. D 11. E 12. C 13. A 14. E

（陆 莉）

第十五章　遗传代谢性疾病患儿的护理

一、重点与难点

（一）21-三体综合征患儿的护理

21-三体综合征又称唐氏综合征或先天愚型，是小儿染色体病中最常见的一种。其发生与孕母高龄及致畸因素的影响有关。21号染色体呈三体型为其细胞学遗传特征。临床表现主要为特殊面容、智力低下、发育迟缓。染色体核型检查是临床确诊21-三体综合征的关键检测方法。目前尚无有效的治疗方法。护理措施主要是预防感染和加强生活护理、培养自理能力。

（二）苯丙酮尿症患儿的护理

苯丙酮尿症是由于苯丙氨酸代谢过程中酶缺陷导致苯丙氨酸及酮酸蓄积，并从尿液中大量排出而得名，属常染色体隐性遗传。临床主要表现为智能低下、惊厥发作、色素减少、尿及汗液有鼠尿味。及早确诊并给予低苯丙氨酸饮食治疗，可以避免神经系统的不可逆损害。护理措施主要是饮食控制及加强皮肤护理。

二、测　试　题

A_1 型题

1. 对21-三体综合征的描述<u>不正确</u>的是（　　）

A. 特殊面容，智力低下　B. 智力正常，骨龄落后　C. 体格发育迟缓

D. 染色体畸形　E. 手纹可有改变

2. 苯丙酮尿症属于（　　）

A. 染色体畸变　B. 常染色体显性遗传　C. 常染色体隐性遗传

D. X连锁显性遗传　E. X连锁隐性遗传

A_2 型题

3. 一名妇女曾生育过一先天愚型儿，现再次怀孕，遗传咨询时应建议做何处理（　　）

A. 流产　B. B超

C. 检查子亲代染色体核型　D. 腹部X线检查

E. 服用药物预防胎儿畸形

4. 某新生儿采用Guthrie细菌生长抑制试验半定量测定，苯丙氨酸含量为4.5mg/dl，应采取的进一步检查是（　　）

A. 进行尿三氯化铁试验　　B. 进行 2，4-二硝基苯肼试验

C. 临床观察　　D. 脑电图

E. 苯丙氨酸定量测定

5. 患儿，女，5 岁，身高 85cm，身长的中点位于脐下缘，腕骨骨化中心 4 个，智力落后，皮肤粗糙，眼睑水肿，眼距宽，鼻梁宽平，常吐舌。考虑为（　）

A. 先天愚型　　B. 侏儒症

C. 苯丙酮尿症　　D. 糖原累积病

E. 先天性甲状腺功能减低症

6. 患儿，女，2 岁，身高 65cm，体重 10kg，外貌特殊，眼距宽，鼻梁低平，舌伸出口外，通贯手，肌张力低，心脏超声检查示：房间隔缺损。最可能的诊断是（　）

A. 先天性甲状腺功能减低症　　B. 软骨发育不良

C. 生长激素缺乏症　　D. 21-三体综合征

E. 黏多糖病

7. 患儿，男，1 岁，出生正常，5 个月起出现呕吐、易激惹，生长发育迟缓，皮肤和虹膜色泽逐渐变浅。该病最有可能是由哪种酶缺乏引起的（　）

A. 酪氨酸羟化酶　　B. 苯丙氨酸羟化酶

C. 二氢生物蝶呤还原　　D. 丙酮酸四氢生物蝶呤合成酶

E. 鸟苷三磷酸环化水合酶

A_3/A_4 型题

（8～10 题共用题干）

患儿，女，1 岁，生后不久即喂养困难、吃奶差、前囟大，近 2 天来出现发热、上呼吸道感染。查体：体温 38.5℃，体格、智能发育均落后于同龄儿，表情呆滞，眼距宽，眼裂小，鼻梁扁平，舌伸出口外，流涎不止，通贯手，atd 角增大，双肺无啰音，四肢肌张力低下，韧带松弛。

8. 最可能的诊断是（　）

A. 21-三体综合征　　B. 甲状腺功能减低症

C. 苯丙酮尿症　　D. 先天性生长激素缺乏症

E. 儿童糖尿病

9. 为确诊，尚需做的检查是（　）

A. Guthrie 细菌生长抑制试验　　B. 染色体核型分析

C. 血电解质钠、钾、氯测定　　D. 肌肉活检

E. 血清胆固醇、甘油三酯测定

10. 有关该病的护理措施<u>不正确</u>的是（　）

A. 细心照顾患儿，防止意外事故的发生

B. 保持皮肤清洁干燥

C. 制订教育、训练方案，开发智力

D. 防止感染

E. 告诉家长本病积极治疗可以痊愈，增强其配合治疗的信心

三、测试题参考答案

1. B　2. C　3. C　4. E　5. A　6. D　7. B　8. A　9. B
10. E

（陆　莉）

第十六章　感染性疾病患儿的护理

一、重点与难点

（一）感染性疾病患儿的一般护理

传染病的发展过程一般要经过潜伏期、前驱期、症状明显期和恢复期。传染病传播必须具备3个环节：传染源、传播途径和易感人群。传染病的预防包括：①管理传染源。②切断传播途径。③保护易感人群。对传染病患者的管理必须做到五早：早发现、早诊断、早报告、早隔离、早治疗。

小儿传染病的护理管理措施：①建立预诊制度。②了解各种传染病的传播途径。③疫情报告。④隔离制度：严密隔离为黄色标志；接触隔离为橙色标志；呼吸道隔离为蓝色标志；结核菌隔离为AFB隔离；肠道隔离为棕色标志；脓汁/分泌物隔离为绿色标志；血液/体液隔离为红色标志。⑤消毒制度。⑥观察病情。⑦卫生宣教。

（二）麻疹患儿的护理

麻疹的病原体是麻疹病毒，患者是唯一的传染源，发病前5天至出疹后5天均有传染性，如合并肺炎，传染期可延长至出疹后10天。主要通过飞沫传播。前驱期3～4天，发热、上呼吸道炎、麻疹黏膜斑和眼部症状突出是本期特点。体温高峰时出疹，初见于耳后发际，淡红色斑丘疹，疹间皮肤正常。疹退后有米糠样脱屑及褐色色素沉着。护理措施：维持正常体温，处理麻疹高热时需兼顾透疹，不宜用药物及物理方法强行降温，尤其禁用冷敷及酒精擦浴，因体温骤降可引起末梢循环障碍而使皮疹突然隐退，如体温升至40℃以上时，可用小剂量退热剂或温水擦浴；保持皮肤黏膜的完整性；保证营养素供应；密切观察有无肺炎、喉炎、脑炎、结核病复发和恶化；指导患儿家长预防感染传播及加强生活护理。

（三）水痘患儿的护理

水痘的病原体是水痘-带状疱疹病毒，患者是唯一的传染源，经飞沫或接触传播，患儿隔离至疱疹全部结痂。皮疹首发于躯干，向心性分布。皮疹按红斑疹、丘疹、疱疹、脓疱、结痂的顺序演变，在同一部位可见不同性状的皮疹，预后不留瘢痕。主要是对症治疗，阿昔洛韦为目前首选抗病毒药物。禁用阿司匹林。正在应用免疫抑制剂、糖皮质激素的患儿应尽快减量或停药。护理措施：维持皮肤完整、降低体温、观察病情及健康指导。

（四）猩红热患儿的护理

猩红热的病原体是乙型A组溶血性链球菌。患者及带菌者均有传染性，通过飞沫传播，亦可经物品、创口、产道感染。无交叉免疫，可再次感染。猩红热的3种病理改变：

局部化脓性病变、全身中毒症状、变态反应性病变。治疗首选青霉素杀灭溶血性链球菌。猩红热患儿呼吸道隔离至症状消失后 1 周，连续咽拭子培养 3 次阴性，有并发症者隔离至治愈为止，对接触者观察 7 天。护理措施：降低体温、保持皮肤、黏膜完整、预防并发症的护理。

（五）流行性腮腺炎患儿的护理

流行性腮腺炎是由腮腺炎病毒引起的急性呼吸道传染病，临床上主要表现为腮腺的非化脓性肿痛，伴发热和咀嚼受限，亦可累及其他腺体或器官。常见并发症为脑膜脑炎、睾丸炎、卵巢炎和急性胰腺炎。患儿隔离至腮腺肿大消退后 3 天。护理措施包括：减轻疼痛、降低体温、密切观察病情变化。

（六）百日咳患儿的护理

百日咳是百日咳杆菌引起的急性呼吸道传染病，以阵发性、痉挛性咳嗽及阵咳终末出现鸡鸣样吼声为特征。护理措施包括：保持呼吸道通畅、保证营养供应、观察有无肺炎、百日咳脑病的发生。患儿呼吸道隔离至痉挛性咳嗽出现后 30 天。

（七）脊髓灰质炎患儿的护理

脊髓灰质炎的病原菌是脊髓灰质炎病毒。临床特点为发热、咽痛、肢体疼痛，少数病例出现肢体弛缓性瘫痪。护理措施：维持正常的体温，减轻疼痛，保持关节功能状态，保持呼吸道通畅。患儿消化道隔离至病后 40 天，第 1 周还需呼吸道隔离。

（八）中毒型细菌性痢疾患儿的护理

中毒型细菌性痢疾的病原菌是痢疾杆菌，为急性细菌性痢疾的危重型，经消化道传播。临床主要表现为急起高热、反复惊厥、嗜睡、昏迷，迅速发生循环衰竭和（或）呼吸衰竭，而早期肠道症状可很轻或无。护理措施包括：维持正常体温、维持有效血液循环、密切观察病情变化及预防感染的传播。患儿隔离至症状消失，大便连续培养 2 次阴性或粪便正常后 1 周。

（九）流行性乙型脑炎患儿的护理

流行性乙型脑炎的病原体是乙型脑炎病毒，以脑实质炎症为主要病变的中枢神经系统急性传染病，经蚊传播。其临床特征为高热、惊厥、意识障碍、呼吸衰竭。重症患儿可留有后遗症。护理措施：降低体温，保持呼吸道通畅，观察病情及心理护理。预防的主要措施是防蚊灭蚊工作及加强乙脑疫苗的接种。

（十）手足口病患儿的护理

手足口病的病原体是柯萨奇病毒及肠道病毒，患者是唯一的传染源，主要是通过人群间的密切接触进行传播。手、足、口腔黏膜出现皮损，皮损特点为口腔黏膜出现小疱并绕以红晕，破裂后形成溃疡或糜烂，掌跖、指、趾出现红色斑疹并很快发展为 2～4 cm 大小的水疱，疱壁薄，内清，周围绕以红晕，水疱破溃后可形成灰白色糜烂面或浅溃疡。抗病毒药物可选用利巴韦林、干扰素等，继发感染可选用抗生素如磺胺、红霉素等。护理措施：维持正常的体温，保护皮肤黏膜的完整性，心理护理和健康教育。及时发现患儿应隔离 7～10 天，至皮损消退为止，以控制流行。

（十一）结核病患儿的护理

1. 概述

(1) 结核病是由结核杆菌引起的慢性传染病，对人具有致病性的结核杆菌主要是人型结核杆菌，机体初次感染结核菌 4～8 周后，通过 T 淋巴细胞产生迟发型变态反应（Ⅳ型），同时也获得一定的免疫力。开放性结核患者是主要传染源，呼吸道是主要传播途径，亦可经消化道传播。

(2) 结核菌素试验：受结核杆菌感染后 4～8 周可发生反应，48～72 小时观测结果。测量局部硬结的直径，来判定结果，见表 16-1。

表 16-1　结核菌素试验结果判断

反　应	符　号	反应性质和强度
阴性	－	硬结直径＜5mm
阳性（弱）	＋	硬结直径 5～9mm
（中）	＋＋	硬结直径 10～19mm
（强）	＋＋＋	硬结直径≥20mm
（极强）	＋＋＋＋	局部有水疱、坏死、淋巴管炎、双圈反应等

(3) 预防措施：①控制传染源；②卡介苗（BCG）接种；③异烟肼预防性用药。

(4) 常用的抗结核药分为全杀菌药（异烟肼、利福平）、半杀菌药（链霉素、吡嗪酰胺）、抑菌药（乙胺丁醇、乙硫异烟胺），异烟肼为抗结核的首选与必选药。治疗原则：早期、适量、联合、规律、全程。

2. 原发性肺结核　是结核菌初次侵入人体后发生的原发感染，是小儿肺结核的主要类型，包括原发综合征和支气管淋巴结结核。原发综合征由 3 部分组成：肺部原发病灶、肿大的淋巴结、与两者相连的淋巴管炎，X 线胸片呈哑铃形“双极影”。护理措施包括：保证营养供应、建立合理的生活制度、指导患儿及家长呼吸道隔离的方法和正确服药，并能观察药物的疗效和副作用。

3. 急性粟粒性肺结核　常是原发性肺结核发展的结果，多见于婴幼儿感染结核后 3～6 个月内。起病急，高热和严重的结核中毒症状，体征不明显。病后 2～3 周 X 线胸片可见大小一致、分布均匀的粟粒状阴影，密布于两肺野。护理措施：观察体温变化，给予降温处理；保持呼吸道通畅，遵医嘱积极有效进行抗结核治疗；保证营养供应；密切观察患儿有无结核性脑膜炎发生。

4. 结核性脑膜炎　是小儿结核病最严重的类型，结核菌经血行播散至脑膜，是全身粟粒型结核的一部分。临床表现分 3 期：早期（前驱期）主要是性格改变；中期（脑膜刺激期）；晚期（昏迷期）。脑脊液检查可确诊。护理措施：协助降低颅内压、保证营养供应，增强机体抵抗力、保持皮肤黏膜的完整及心理护理。

二、测 试 题

A_1 型题

1. 麻疹患者皮疹开始出现的部位是（　　）

A. 耳后发际　　B. 面部、颈部　　C. 躯干部

D. 四肢　　E. 手心、足底

2. 早期发现麻疹的最有价值的依据是（　　）

A. 呼吸道卡他症状　B. Koplik spots　C. 颈部淋巴结肿大
D. 1周前有麻疹接触史　E. 躯干有皮疹

3. 儿科普通病房中发现了麻疹患儿时，下列护理措施哪项不妥（　）
A. 按急性呼吸道传染病隔离患儿　B. 打开病室门窗通风半小时
C. 给易感儿注射丙种球蛋白　D. 给其他患儿注射麻疹疫苗
E. 对易感儿应检疫3周

4. 结核病的治疗原则下列哪项不妥（　）
A. 早期　B. 足量　C. 联合
D. 规律　E. 全程

5. 对接触了麻疹的易感儿至少应隔离（　）
A. 7天　B. 10天　C. 18天
D. 28天　E. 38天

6. 典型水痘皮疹的特点是（　）
A. 均为水滴样疱疹　B. 皮疹呈离心性分布
C. 首发于头面部　D. 丘疹、新旧疱疹和结痂同时存在
E. 愈后留瘢痕

7. 引起猩红热的病原体是（　）
A. 金黄色葡萄球菌　B. A组乙型溶血性链球菌
C. 柯萨奇病毒　D. 腺病毒
E. 沙门菌

8. 护理百日咳患儿应尽量避免不良刺激的目的是（　）
A. 预防呕吐　B. 防止窒息　C. 减少阵咳发作
D. 保证足够睡眠　E. 提高机体免疫力

9. 关于小儿中毒性细菌性痢疾的叙述**错误**的是（　）
A. 患儿和带菌者为传染源
B. 主要经粪-口途径传播
C. 人群普遍易感
D. 发病以冬春季节多见
E. 护理过程中要密切观察患儿生命体征

10. 手足口病的主要传播途径是（　）
A. 呼吸道　B. 消化道　C. 接触
D. 虫媒　E. 空气飞沫

11. 流行性乙型脑炎的主要传播媒介是（　）
A. 苍蝇　B. 蚊子　C. 臭虫
D. 跳蚤　E. 老鼠

12. 脊髓灰质炎减毒活疫苗初次服用的月龄为（　）
A. 1个月　B. 2个月　C. 3个月
D. 4个月　E. 5个月

13. 肺结核诊断最可靠的依据是（　）
A. 结核菌素试验　B. 红细胞沉降率　C. 胸部CT检查

D. 痰结核菌检查　　E. 胸部X线检查

14. 小儿结核病最严重的类型是（　）

A. 结核隐性感染　　B. 原发性肺结核　　C. 支气管淋巴结核

D. 结核性脑膜炎　　E. 粟粒性肺结核

A_2 型题

15. 患儿，男，3岁。患麻疹后第6天出现高热，咳嗽，气急发绀，听诊肺部有湿啰音。该患儿可能出现的并发症是（　）

A. 支气管肺炎　　B. 心肌炎　　C. 麻疹脑炎

D. 结核病恶化　　E. 小儿肺炎

16. 患儿，女，1岁，发热2天，现口腔出现散在米粒大小的疱疹，手掌和脚掌也发现同样的小疱，初步考虑是什么病（　）

A. 麻疹　　B. 手足口病　　C. 水痘

D. 风疹　　E. 幼儿急疹

17. 患儿，女，3岁，发热5天，乏力、头痛、咽痛和流涕，伴呕吐，腹泻。今起体温升高明显，上肢和颈背部疼痛。查体：吻膝试验阳性。初步考虑患哪种病（　）

A. 脊髓灰质炎　　B. 脑膜炎　　C. 上呼吸道感染

D. 乙型脑炎　　E. 痢疾

18. 患儿，男，5岁，就诊时间8月3号。发热3天，体温39℃，伴头痛，恶心和呕吐。查体：嗜睡，意识模糊，颈抵抗。对此病最可靠的化验检查是（　）

A. X线　　B. 血常规　　C. 尿液

D. 脑脊液　　E. 大便

19. 患儿，男，5岁，猩红热病后20天，出现眼睑水肿，尿呈茶色，血压130/100mmHg。该患儿可能发生了（　）

A. 支气管炎　　B. 喉炎　　C. 支气管肺炎

D. 肾炎　　E. 心肌炎

20. 患儿，女，2岁，麻疹恢复期，体温突然再次升高，出现嗜睡，惊厥等症状，该患儿可能出现的并发症是（　）

A. 肺炎　　B. 喉炎　　C. 支气管炎

D. 心肌炎　　E. 脑炎

21. 患儿，女，6岁，发热1天后出现皮疹，躯干多见，四肢末端稀少，为红色斑丘疹，数小时后变成小水疱，痒感重。该患儿最可能的疾病是（　）

A. 麻疹　　B. 幼儿湿疹　　C. 水痘

D. 猩红热　　E. 腮腺炎

22. 患儿，女，4岁。体温38.7℃，咽痛，躯干出现少量斑疹、丘疹、疱疹，诊断为"水痘"。应禁用的药物是（　）

A. 维生素C　　B. 糖皮质激素　　C. 对乙酰氨基酚

D. 阿昔洛韦　　E. 维生素B_{12}

23. 患儿，女，2岁，诊断为水痘，在家隔离治疗，因皮疹痒哭闹不安，对该患儿采取的皮肤护理措施**错误**的是（　）

A. 保持皮肤清洁，防止继发感染　　B. 局部可涂0.25%的炉甘石洗剂

C. 疱疹破溃时涂1%的甲紫　　D. 继发感染时，局部用抗生素软膏
E. 指导患儿隔衣挠抓皮疹处

24. 患儿，男，1岁，发热、流涕、咳嗽3天，体温39.5℃，耳后发际处可见红色斑疹，疹间皮肤正常，口腔颊黏膜上可见灰白色点，诊断为麻疹最重要的依据是（　　）
A. 高热　　B. 疹间皮肤正常
C. 皮疹为红色斑疹　　D. 皮疹从耳后发际处开始出现
E. 口腔颊黏膜上可见灰白色点

25. 患儿，男，8岁，发热2天，T39℃，咽痛，咽部有脓性渗出物。周身可见针尖大小的皮疹，全身皮肤鲜红。该患儿最可能患的疾病是（　　）
A. 麻疹　　B. 水痘　　C. 猩红热
D. 脓疱疮　　E. 腮腺炎

26. 患儿，女，3岁，因发热、咽峡炎和皮疹而诊断为猩红热。该患儿必不可少的治疗措施是（　　）
A. 阿昔洛韦　　B. 青霉素　　C. 异烟肼
D. 肾上腺糖皮质激素　　E. 干扰素

27. 患儿，女，5岁。发热两天，体温达39.5℃，咽痛，咽部有脓性分泌物，周身可见针尖大小的皮疹，压之褪色，触之有砂纸感。应考虑为（　　）
A. 麻疹　　B. 水痘　　C. 猩红热
D. 乙型脑炎　　E. 腮腺炎

28. 患儿，女，6岁。患流行性腮腺炎后第3天，高热不退，头痛，呕吐，该患儿可能出现的并发症是（　　）
A. 支气管炎　　B. 喉炎　　C. 支气管肺炎
D. 脑膜脑炎　　E. 心肌炎

29. 患儿，男，3岁，突然出现发热，惊厥，经询问该患儿前1天吃东西没洗。该患儿可能是（　　）
A. 急性支气管炎　　B. 急性喉炎　　C. 中毒性细菌性痢疾
D. 急性上呼吸道感染　　E. 急性肾小球肾炎

30. 患儿，女，1岁，发热2天，口腔出现散在米粒大小的疱疹，手掌和脚掌也发现同样的小疱，初步考虑是什么病（　　）
A. 麻疹　　B. 手足口病　　C. 水痘
D. 风疹　　E. 幼儿急疹

31. 患儿，男，3岁，发热5天，乏力、头痛、咽痛和流涕，伴呕吐，腹泻。今起体温升高明显，上肢和颈、背部疼痛。查体：吻膝试验阳性。初步考虑患哪种病（　　）
A. 脊髓灰质炎　　B. 脑膜炎　　C. 上呼吸道感染
D. 乙型脑炎　　E. 痢疾

32. 患儿，男，5岁，就诊时间8月3号。发热3天，体温39℃，伴头痛，恶心和呕吐。查体：嗜睡，意识模糊，颈抵抗。对此病最可靠的化验检查是（　　）
A. X线　　B. 血常规　　C. 尿液
D. 脑脊液　　E. 大便

33. 患儿，男，5岁，确诊中毒型细菌性痢疾。为预防传播，该患儿应隔离至（　　）

A. 临床症状消失　B. 临床症状消失后 3 天　C. 1 次大便培养阴性
D. 2 次大便培养阴性　E. 3 次大便培养阴性

34. 患儿，男，3 岁，以突然高热、进行性呼吸困难入院，怀疑为中毒性痢疾。为早日检出痢疾杆菌，留取大便标本正确的做法是（　）
A. 标本多次采集集中送检　B. 可用开塞露灌肠取便
C. 无大便时，口服泻剂留取大便　D. 可提取隔日大便送检
E. 选取大便黏液脓血部分送检

35. 患儿，女，4 岁。两周前出现发热，第二天出现皮疹，皮疹两三天出齐后体温下降，一周来全身皮肤糠麸样脱屑，手脚有大片脱皮，最可能的诊断是（　）
A. 麻疹　B. 水痘　C. 猩红热
D. 流行性腮腺炎　E. 中毒性菌痢

36. 患儿，男，5 岁，患流行性腮腺炎第 3 天出现高热，头疼、呕吐，应初步考虑该患儿并发了（　）
A. 肾炎　B. 脑膜脑炎　C. 胰腺炎
D. 心肌炎　E. 支气管炎

37. 患儿，女，6 岁，因腮腺肿大伴发热、腹痛 3 天入院，诊断为急性腮腺炎，为了查明患儿腹痛的原因，应作下列哪项检查（　）
A. 血糖检查　B. 血及尿淀粉酶检查　C. 肝功能检查
D. B 超　E. 腹腔穿刺

38. 患儿，男，7 岁，诊断为流行性腮腺炎，针对该患儿的护理措施<u>**错误**</u>的是（　）
A. 肿胀处可冷敷　B. 肿胀处可用醋调如意金黄散外敷
C. 保持口腔清洁，餐后漱口　D. 宜进易消化及清淡饮食
E. 可进食水果、果汁和维生素 C

39. 患儿，男，1 岁半，PPD 试验硬结直径为 13mm，未接种过卡介苗，护士考虑该患儿（　）
A. 受过结核感染，但不一定有活动病灶
B. 新近有感染
C. 曾经感染过结核
D. 体内有新的结核病灶
E. 有活动性结核病

40. 患儿，女，2 岁，接受结核菌素试验后，注射局部出现红色硬结平均直径 5～9mm，应考虑为（　）
A. 阴性（－）　B. 弱阳性（＋）　C. 中阳性（＋＋）
D. 强阳性（＋＋＋）　E. 极强阳性（＋＋＋＋）

41. 患儿，女，2 岁，半年前患原发性肺结核，曾服异烟肼 3 个月，症状好转后家长自行停药。近 2 天来头痛呕吐加剧、抽风 1 次并发现颈项发硬而入院，该患儿可能是（　）
A. 急性粟粒性肺结核　B. 肺结核复发　C. 化脓性脑膜炎
D. 病毒性脑膜炎　E. 结核性脑膜炎

A_3/A_4 型题

（42～44 题共用题干）

患儿，女，5 岁。高热、流涕、头痛、畏光流泪，4 天后，耳后、发际等处出现红色斑丘疹，疹间皮肤正常，2～3 天后皮疹遍及全身。患儿精神状态差，嗜睡。

42. 该患儿最可能患的病是（　　）

A. 麻疹　　B. 风疹　　C. 猩红热

D. 幼儿急疹　　E. 水痘

43. 针对该患儿的护理，下列措施哪项**不妥**（　　）

A. 对该患儿实行呼吸道隔离　　B. 病室进行空气消毒

C. 做好疫情报告　　D. 患儿的玩具、衣物暴晒 2 小时

E. 对接触的易感儿检疫 2 周

44. 该患儿出疹后 4 天，高热不退，咳嗽加剧，气急发绀，肺部闻及湿啰音。患儿可能发生了（　　）

A. 支气管炎　　B. 喉炎　　C. 支气管肺炎

D. 脑炎　　E. 心肌炎

（45～48 题共用题干）

患儿，女，3 岁，高热 1 天出疹，颈胸部皮肤鲜红，散布针尖大小充血样丘疹。查：患儿 T 39℃，咽部有脓性分泌物，“口周苍白圈”明显。

45. 该患儿最可能患的病是（　　）

A. 麻疹　　B. 风疹　　C. 猩红热

D. 幼儿急疹　　E. 水痘

46. 该病的病原体是（　　）

A. 麻疹病毒　　B. A 组乙型溶血性链球菌

C. 水痘-带状疱疹病毒　　D. 腮腺炎病毒

E. 流感嗜血杆菌

47. 该患儿治疗首选（　　）

A. 阿昔洛韦　　B. 青霉素　　C. 林可霉素

D. 红霉素　　E. 维生素 C

48. 针对患儿皮疹的护理措施，应**除外**（　　）

A. 观察皮疹及脱皮情况　　B. 勤换内衣

C. 剪短指甲，以防抓伤　　D. 每天用肥皂水擦洗皮肤一次

E. 用剪刀剪掉半脱的皮肤

（49～51 题共用题干）

患儿，男，2 岁，“感冒”5 天，未服药。今起体温达 39.5℃。检查发现小儿颈软，不能抬头，四肢肌张力低，询问小儿未曾服过小儿麻痹糖丸。

49. 初步考虑小儿患（　　）

A. 脊髓灰质炎　　B. 重症肌无力　　C. 流行性乙型脑炎

D. 流行性脑膜炎　　E. 结核性脑膜炎

50. 针对此患儿，有利于早期诊断的检查是（　　）

A. 血常规　　B. 特异性 IgM 抗体　　C. 脑脊液

D. 尿液　　E. 大便

51. 预防此病的重要措施是（　　）

A. 健康教育　　B. 管理传染源　　C. 切断传播途径

D. 保护易感人群　　E. 口服疫苗

三、测试题参考答案

1. A	2. B	3. E	4. B	5. C	6. D	7. B	8. C	9. D
10. E	11. B	12. B	13. D	14. D	15. A	16. B	17. A	18. D
19. D	20. E	21. C	22. B	23. E	24. E	25. C	26. B	27. C
28. D	29. C	30. B	31. A	32. D	33. E	34. E	35. C	36. B
37. B	38. E	39. D	40. B	41. E	42. A	43. E	44. C	45. C
46. B	47. B	48. D	49. A	50. B	51. E			

（袁爱梅）

第十七章　寄生虫病患儿的护理

一、重点与难点

（一）蛔虫病患儿的护理

蛔虫病是儿童最常见的寄生虫之一。是由蛔虫寄生于人体内引起的疾病。蛔虫病患者是主要的传染源，主要的感染途径为粪-口传播。轻者可无症状，大量感染可引起食欲不佳、多食易饥、异食癖等。常有脐周腹痛，喜揉按。部分患儿有磨牙、烦躁、易惊或委靡等。可并发胆道蛔虫症和蛔虫性肠梗阻。治疗可选用甲苯达唑（为首选药之一)、枸橼酸哌嗪、左旋咪唑、阿苯达唑等驱虫药。护理措施包括：减轻疼痛，保证营养，密切观察病情，及时处理并发症。

（二）蛲虫病患儿的护理

蛲虫病是由蛲虫寄生于人体所引起的一种常见寄生虫病，蛲虫患者是唯一的传染源，传播方式为肛门-手-口直接传播，虫卵可散落在衣裤、被褥或玩具上，经手到口吞入，或食入被污染的食物，或虫卵随空气被小儿吸入，即形成自身感染和他人感染。以幼儿多见，蛲虫病常在集体儿童机构和家庭中传播。临床表现以夜间会阴部和肛门周围瘙痒为主要特征。治疗要点：①驱虫治疗可选用阿苯达唑、噻嘧啶、甲苯达唑等；②局部用药可涂蛲虫软膏（百部浸膏30%、甲紫0.2%)、2%氧化氨基汞软膏以杀虫止痒，或用噻嘧啶栓剂塞肛。护理措施包括：减轻或消除局部瘙痒，每晚睡前用温水先清洗会阴部，再清洁肛周，然后涂抹蛲虫软膏或2%氧化氨基汞软膏；也可用噻嘧啶栓剂塞肛，连用3～5天。教育家长培养患儿良好的卫生习惯，如饭前便后洗手，纠正吮手指习惯，勤剪指甲等；幼儿尽量不穿开裆裤。

二、测 试 题

A_1 型题

1. 蛔虫的感染途径是（　　）

A. 经口食入感染性虫卵　　B. 经血液感染受精卵
C. 幼虫经皮肤侵入　　D. 经呼吸道吸入受精卵
E. 经口食入幼虫

2. 预防蛔虫病最主要的措施是（　　）

A. 食物要高温消毒　　B. 不吃生冷食物　　C. 不要施用人粪肥
D. 不饮生水　　E. 饭前便后要洗手

3. 下列哪项是蛲虫患儿的主要表现（　　）

A. 会阴瘙痒　B. 营养不良　C. 脐周腹痛

D. 慢性贫血　E. 慢性肠炎

4. 下列说法不正确的是（　　）

A. 蛲虫患者是唯一的传染源

B. 蛲虫病传播方式为肛门-手-口直接感染

C. 虫卵可随空气被小儿吸入而感染

D. 蛲虫可在肠腔内大量排卵

E. 蛲虫病可因食入被污染的食物而感染

A_2 型题

5. 患儿，男，1岁半，喜坐在地上玩耍、吸吮手指，常有脐周腹痛，不剧烈，喜揉按，有时磨牙。体温正常，饮食尚可，稍瘦。你认为患儿可能是（　　）

A. 小儿胃炎　B. 小儿慢性肠炎　C. 营养不良

D. 蛲虫病　E. 蛔虫病

6. 患儿，男，2岁，时有脐周腹痛，喜揉按，医生诊断为蛔虫病。患儿突然出现阵发性右上腹绞痛，屈体弯腰、哭叫翻滚、面色苍白，呕吐两次，为胃内容物及胆汁。体温正常，腹部检查无明显阳性体征。患儿可能并发了（　　）

A. 急性胃炎　B. 肠梗阻　C. 急性阑尾炎

D. 胆道蛔虫病　E. 急性胰腺炎

7. 患儿，女，2岁，时常哭闹，并用手抓会阴部，医生诊断为蛲虫病，对患儿家长健康指导下列哪项不正确（　　）

A. 服用驱虫药　B. 饭前便后要洗手

C. 不穿开裆裤　D. 不吃生冷食物即可不发生本病

E. 小儿用物经常消毒

8. 患儿，女，3岁，肛周和会阴部瘙痒明显，伴烦躁哭闹，医生诊断为蛲虫病，对该患儿护理哪项不妥（　　）

A. 让患儿睡觉穿睡裤

B. 让患儿睡觉戴手套

C. 指导家长在白天患儿玩耍时，用胶布在肛周获取虫卵

D. 床单、被褥和内裤要经常日晒、煮沸消毒

E. 患儿的玩具、用品、图书等也要注意清洁消毒

A_3/A_4 型题

（9～10题共用题干）

患儿，男，5岁，近期常有脐周腹痛，医生诊断为蛔虫病，今日患儿突然出现脐周及右下腹阵发性剧痛，呕吐，体检：腹胀、肠鸣音亢进，腹部可见肠型和蠕动波，可扪及条索状包块。

9. 你认为患儿可能并发了（　　）

A. 急性胃炎　B. 肠梗阻　C. 急性阑尾炎

D. 胆道蛔虫病　　E. 急性胰腺炎

10. 目前对该患儿的处理下列哪项<u>不正确</u>（　　）

A. 可采用禁食　　B. 胃肠减压　　C. 输液

D. 解痉止痛　　E. 驱虫治疗

（11～13 题共用题干）

患儿，男，2 岁半，喜坐在地上玩耍、吸吮手指，常有脐周腹痛，不剧烈，喜揉按，有时磨牙，饮食尚可。体检：体温、心肺均未见异常，腹软，无明显压痛。

11. 你认为该患儿可能患的是（　　）

A. 蛲虫病　　B. 小儿肠炎　　C. 蛔虫病

D. 小儿胃炎　　E. 小儿贫血

12. 为明确诊断，需要为患儿首先做的检查是（　　）

A. 大便找虫卵　　B. 大便细菌培养　　C. 血常规

D. 腹部 B 超　　E. 腹部摄片

13. 对患儿家长的健康指导<u>不正确</u>的是（　　）

A. 患儿腹痛时，可给患儿服用止痛药

B. 不食未洗净的瓜果、生菜

C. 不吮手指头

D. 饭前便后洗手

E. 不随地大小便

（14～17 题共用题干）

患儿，男，2 岁，最近多日，喜用手抓会阴部，尤以夜间为甚，伴烦躁、哭闹、睡眠不安、夜惊，平时喜将抓在手中的物品放在口中。体检：体温、心肺、腹部无异常，肛周有点潮红。

14. 你认为患儿可能患的是（　　）

A. 臀红　　B. 蛲虫病　　C. 蛔虫病

D. 佝偻病　　E. 锌缺乏症

15. 患儿的主要护理问题是（　　）

A. 皮肤完整性受损　　B. 舒适改变　　C. 营养失调

D. 有感染的危险　　E. 焦虑

16. 目前对患儿的首要护理措施是（　　）

A. 要求患儿饭前便后要洗手

B. 不吃生冷食物

C. 不穿开裆裤

D. 给予驱虫药

E. 每晚清洗会阴、肛门后，睡后肛门涂抹蛲虫软膏

17. 下列哪种药<u>不宜</u>选用（　　）

A. 阿苯达唑　　B. 噻嘧啶　　C. 甲苯达唑

D. 甲硝唑　　E. 左旋咪唑

三、测试题参考答案

1. A　2. E　3. A　4. D　5. E　6. D　7. D　8. C　9. B
10. E　11. C　12. A　13. A　14. B　15. B　16. E　17. D

（王　冰）

第十八章　常见急症患儿的护理

一、重点与难点

（一）惊厥患儿的护理

1. 惊厥是指由于神经细胞异常放电引起全身或局部肌群发生不自主的收缩，同时常伴有意识障碍的一种神经系统功能暂时紊乱的状态。是儿科常见的急症，多见于婴幼儿。小儿惊厥可由感染性疾病和非感染性疾病所致，感染性疾病可分颅内感染和颅外感染，以热性惊厥最常见；非感染性疾病可分颅内疾病和颅外疾病。

2. 典型表现为发作时患儿突然意识丧失，全身肌群不自主、阵挛性或强直性收缩，头向后仰，两眼凝视，牙关紧闭，影响呼吸时面色发绀。或为不同肌群交替收缩，肢体有节律的抽动。口吐白沫、尿失禁常见于癫痫大发作。新生儿及小婴儿惊厥发作多不典型，如表现为面部、肢体局灶或多灶性抽动，或表现为突发瞪眼、咀嚼、流涎、青紫、呼吸暂停。

3. 惊厥持续状态指惊厥发作持续 30 分钟以上或反复惊厥发作间歇期意识不能完全恢复者称惊厥持续状态。惊厥持续发作可引起缺氧性脑水肿、脑损伤甚至死亡。

4. 热性惊厥为小儿最常见的急性惊厥，发生在热性疾病初期体温骤然升高（大多39℃）时，多见于上呼吸道感染。首次发作年龄多在 5 个月至 3 岁小儿，男孩多于女孩，常有热性惊厥家族史。单纯性热性惊厥：多呈全身性强直-阵挛性发作，持续数秒至 10 分钟，发作后可伴有短暂嗜睡；发作后患儿除原发疾病表现外，一切恢复如常，无神经系统异常体征；在一次发热性疾病中，大多发作一次，个别有两次发作；约 50%的患儿在以后的热性疾病中再次或多次发生。复杂性热性惊厥：惊厥呈局灶性发作，持续 15 分钟以上；在 24 小时内反复发作≥2 次；反复频繁的发作，累计发作总数 5 次以上。

5. 惊厥发作时的首要处理是迅速控制惊厥，并保持呼吸道通畅，防止因缺氧引发脑水肿。缺乏急救药物时可针刺人中、百会、十宣、合谷等穴止惊，有条件时选用止惊药（如地西泮、苯巴比妥、10%的水合氯醛、苯妥英钠等），首选地西泮，新生儿首选苯巴比妥。祛除病因是控制惊厥的根本措施。

6. 护理措施

（1）预防窒息的护理：①就地抢救：患儿惊厥发作时，要立即就地抢救，不要搬运，保持安静，尽量减少一切刺激，切勿大声喊叫或摇晃患儿，以免加重惊厥或延长抽搐时间。②保持呼吸道通畅：立即松解患儿领口及衣服；去枕仰卧位，头偏向一侧，以防窒息；及时清除呼吸道分泌物及口腔呕吐物，保持呼吸道通畅；喉痉挛时将其舌轻轻向外牵拉，防止舌后坠阻塞呼吸道；备好急救物品，如开口器、吸痰器、气管插管用品等。③按医嘱应用止惊药物，如地西泮、苯巴比妥、10%水合氯醛等，以解除肌肉痉挛，并观察患儿用药后的表现，详细记录。缺乏急救药物时可针刺人中、十宣穴止惊。

（2）防止受伤：惊厥发作时应在患儿的手中或腋下放上纱布；对已出牙的患儿应用牙垫或纱布包裹压舌板置于患儿上下磨牙之间；牙关紧闭时，不要用力撬开，以免损伤牙齿；儿童床要拉上床栏，并在栏杆处放置棉垫，同时将床上的一切硬物移开；切勿强行牵拉或用力按压患儿肢体，以免骨折或脱臼。

（3）防止脑水肿：保持安静，避免对患儿的一切刺激如声、光及触动等；及时吸氧；按医嘱立即给予止惊药；密切观察患儿治疗前后的呼吸、脉搏、血压、意识及瞳孔等变化，发现异常及时报告医生，并按医嘱给予脱水剂等，同时做好详细记录。

（二）充血性心力衰竭患儿的护理

1. 充血性心力衰竭简称心衰，是指心脏工作能力（心肌收缩或舒张功能）下降，心排血量不能满足机体代谢的需要，导致组织、器官血液灌注不足，肺循环和（或）体循环淤血为主要特征的一种综合征。婴儿时期心力衰竭发病率最高，其中以先天性心脏病最为常见；儿童时期以风湿性心脏病和急性肾炎所致的心力衰竭最为多见；支气管肺炎也是引起小儿心力衰竭常见的原因。另外贫血、电解质紊乱、严重感染、情绪激动和心脏负担过重等都是小儿心衰发生的诱因。

2. 心力衰竭临床诊断依据：①安静时心率增快，婴儿>180 次/分钟，幼儿>160 次/分钟，不能用发热或缺氧解释者；②呼吸困难，发绀突然加重，安静时呼吸>60 次/分钟；③肝大达肋下 3cm 以上，或在密切观察下短时间较前增大，而不能以横膈下移等原因解释者；④心音明显低钝，或出现奔马律；⑤突然烦躁不安，面色苍白或发灰，而不能用原有疾病解释；⑥尿少、下肢水肿。

3. 治疗要点　祛除病因及诱因，改善心功能，消除水、钠潴留，降低氧的消耗和纠正代谢紊乱。卧床休息、限制水钠潴留、吸氧、给以洋地黄制剂、利尿剂、血管扩张剂。

4. 护理措施

（1）减轻心脏负担，增加心排血量：①卧床休息，宜取半卧位；合理营养，限制钠、水的入量，给予易消化、营养丰富的食物，少量多餐；保持安静，减少刺激，避免患儿烦躁、哭闹，必要时按医嘱应用镇静药物；输液一般每小时不超过 5ml/kg；尽量避免患儿用力；保持大便通畅。②按医嘱应用洋地黄制剂，血管扩张剂及利尿药物，密切观察患儿的心率、心律、呼吸、尿量、肢体温度及精神状态等变化，并记录。

（2）提高活动耐力：评估患儿的活动耐力，根据其活动耐力制订相应生活制度。患儿呼吸困难或发绀时应及时给予吸氧。有急性肺水肿时，用 20%～30%乙醇湿化的氧气吸入。

（3）按医嘱正确用药，并做好相应护理：①正确应用洋地黄制剂，要注意药量、给药方法、有无中毒反应。给药前：要保证药量的精确性；每次应用洋地黄前须先测量患儿脉搏（数满 1 分钟），必要时听心率，若发现婴儿脉率<90 次/分钟、年长儿<70 次/分钟或脉律不齐时，应立即暂停给药并报告医生，按医嘱执行。给药时：静脉推注要缓慢，并密切观察患儿脉搏变化；洋地黄制剂注射和口服均不能与其他药液混合。用药期间：多给患

儿进食富含钾的食物，如香蕉、橘子、奶、菠菜等；暂停进食高钙的食物和钙剂，以免引起中毒反应。给药后：用药后1～2小时要监测患儿心率和心律，注意心衰是否改善、有无洋地黄中毒表现，并及时报告医生。洋地黄毒性反应：小儿洋地黄中毒最常见的表现为心律失常，其次为恶心、呕吐等胃肠道症状，神经系统症状如嗜睡、头昏、色视等较少见。一旦出现中毒表现应立即停用洋地黄制剂，并报告医生，同时备好钾盐、利多卡因等药物，按医嘱及时采取有效救治措施。②正确应用利尿剂，利尿剂尽量在清晨或上午给予。用药期间应鼓励患儿进食富含钾的食物。用氢氯噻嗪要注意餐后服药；用呋塞米等利尿剂后应观察利尿效果，并注意有无水电解质紊乱。③ 正确应用血管扩张剂，密切监测心率和血压变化，避免血压过度下降。避免药液漏到血管外。使用硝普钠时整个输液系统须遮光；药液要现配现用，放置4小时后不能再用。

（三）急性呼吸衰竭患儿的护理

1. 急性呼吸衰竭是指各种原因导致的中枢或（和）外周性的呼吸功能障碍，导致低氧血症或伴有高碳酸血症，并由此引起一系列生理功能和代谢紊乱的临床综合征。是儿童常见的危重病，死亡率较高。外周性呼吸衰竭是由呼吸器官本身疾病引起；中枢性呼吸衰竭：是由呼吸的驱动障碍所致。

2. 中枢性呼吸衰竭主要表现呼吸节律不齐，早期多为潮式呼吸、晚期出现抽泣样呼吸、叹息样呼吸、呼吸暂停和下颌式呼吸。外周性呼吸衰竭主要表现呼吸困难。鼻翼扇动、三凹征。呼吸增快是婴儿呼吸衰竭最早的表现。

3. Ⅰ型呼吸衰竭，即低氧血症型呼吸衰竭：动脉血氧分压（PaO_2）＜50mmHg（6.5kPa），二氧化碳分压（$PaCO_2$）正常或降低；Ⅱ型呼吸衰竭，即高碳酸伍氧血症型呼吸衰竭：PaO_2＜50mmHg（6.5kPa），$PaCO_2$＞50mmHg（6.5kPa）。

4. 治疗的关键在于呼吸支持，以改善呼吸功能，恢复正常气体交换，维持血气接近正常，维持重要器官（心、脑、肺、肾）的功能及预防感染，同时积极治疗原发病。

5. 护理措施

（1）保持呼吸道通畅：立即将患儿送入重症监护室，置于舒适的体位取半卧位或坐位休息。协助排痰：患儿多饮水；鼓励并指导患儿咳嗽，必要时协助翻身、拍背，2小时一次。按医嘱给予超声雾化吸入，每日数次，每次15分钟。吸痰：无力咳嗽、昏迷、气管插管或切开的患儿应及时吸痰，吸痰前要充分给氧、湿化，吸痰时动作轻柔，负压不宜过大；吸痰不可过频、过慢，一般每2小时1次；吸痰后注意观察效果。按医嘱使用支气管扩张剂和地塞米松。

（2）改善呼吸功能，纠正缺氧和二氧化碳潴留：①合理用氧，酌情选择吸氧方式：一般选择鼻导管、面罩或头罩法给氧，新生儿或鼻腔分泌物多者，可用面罩、鼻塞、头罩或氧帐给氧，若需要长期吸氧者最好选用面罩或头罩法。一般鼻导管法为每分钟0.5～1L，氧浓度不超过40％；面罩给氧者，氧流量为每分钟2～4L，氧浓度为50％～60％；急性呼衰紧急抢救时，如供给60％氧仍不能改善发绀，可用100％的纯氧，但吸入的时间不宜超过4～6小时，以免氧中毒。氧疗期间应定期检查血气分析，氧分压一般应维持在65～85mmHg为宜。给氧注意事项，操作前应先清除鼻内分泌物；吸氧过程中应经常检查导管是否通畅；应每日更换鼻导管1次，两侧鼻孔宜交替使用；湿化瓶内蒸馏水应每日更换

1次；氧浓度不宜过高，持续时间不宜过长。②按医嘱用呼吸中枢兴奋药物。③应用人工辅助呼吸，维持有效通气，对上述处理后仍无有效呼吸者，应立即进行人工辅助呼吸，或给予持续正压给氧维持有效通气。

(3) 防止继发感染：做好病室空气和地面的清洁消毒；护士接触患儿前后应洗手；气管插管要严格无菌操作，定期清洁、更换气管内套管、呼吸管道、湿化器，每天更换加温湿化器过滤纸，雾化液要新鲜配制；做好患儿口腔和鼻腔的护理；按医嘱正确使用抗生素。

(4) 密切观察病情：注意患儿呼吸频率、节律、幅度；心率、心律、血压、神志、小便及血气分析；注意患儿皮肤及口唇颜色、末梢循环、肢体温度变化；准确记录出入液量。发现异常及时报告医生。

(四) 急性颅内压增高患儿的护理

1. 急性颅内压增高简称颅内高压，颅内压是指颅腔内容物对密闭、容量相对固定的颅腔所产生的压力，颅内容物包括脑组织、脑脊液和血液，其中任何一种成分的增加均会导致颅内压增高。重症可引起脑疝而危及生命。重症感染、颅内占位性病变、脑缺氧缺血、水电解质紊乱、高血压脑病、瑞氏综合征等均可引起颅内压增高。

2. 主要临床表现为头痛、呕吐、婴儿前囟隆起、骨缝裂开、头颅增大、血压增高、眼部表现：复视或斜视、眼球运动障碍、双颞侧偏盲、一过性视物模糊等，还可有意识障碍、肌张力改变、呼吸障碍及惊厥等。重症患者可出现脑疝。

3. 治疗要点 重点是降低颅内压，防止发生脑疝。首选快速静脉注入20%甘露醇；重症者可合并使用利尿剂，首选呋塞米；肾上腺皮质激素如地塞米松可改善血-脑脊液屏障通透性以减轻脑水肿；同时积极治疗原发病及对症处理。

4. 护理措施

(1) 避免加重颅内压增高：绝对卧床休息，抬高床头25°～30°左右，使头偏向一侧，但要处于正中位，疑有脑疝时宜平卧位，但要保证呼吸道通畅，防止窒息。保持患儿绝对安静，避免一切刺激。患儿躁动或惊厥者，应按医嘱给予止痉剂。

(2) 降低颅内压、预防脑疝：按医嘱正确应用脱水剂、利尿剂：输液速度要正确，按医嘱适时调整，应用甘露醇时应注意：①注射时避免漏出血管外以免引起局部组织坏死。一旦药物漏出血管，须尽快用25%～50%硫酸镁局部湿敷并抬高患肢。②输入速度要适中，应在30分钟内静脉推注或快速滴入，才能达到高渗利尿作用。③如果是寒冷季节室内温度低，甘露醇可出现结晶，使用时应加温使结晶溶解后再使用，静脉滴注时最好使用带过滤网的输液器。保持呼吸道通畅、吸氧。密切观察患儿生命体征、瞳孔变化及眼球运动等，并做好记录。疑有脑疝时立即报告医生，并配合积极抢救。

(五) 小儿心肺复苏

1. 心跳呼吸骤停是指患儿突然呼吸及循环功能停止。心肺复苏可使心跳呼吸骤停患儿迅速恢复呼吸、循环功能、使生命得以维持。主要病因是由各种原因导致的窒息，其次是电解质紊乱、酸碱平衡失调、严重心脏病、药物中毒、麻醉意外、迷走神经张力过高等，另外中枢神经系统疾病、意外伤害如溺水、电击、外伤等均可引起呼吸骤停。

2. 临床表现 突然昏迷，可有一过性抽搐；呼吸停止，听诊呼吸音消失，面色灰暗或发绀；瞳孔扩大、对光反射消失；心音消失；大动脉（颈、股动脉）搏动消失，测不到血压。心电图检查：①呈等位线；②心脏电机械分离；③心室颤动。

3. 心肺复苏 首先要在5～15秒内判断患儿是否有心跳呼吸停止，一般患儿突然出现昏迷及大血管搏动消失即可诊断。心肺复苏的程序：

（1）保持呼吸道通畅（airway A）：就地抢救：迅速使患儿就地仰卧在坚固的平面上，需翻转身体时必须将患儿的头、肩、躯干作为一个整体同时翻转，避免扭曲。畅通气道：首先清除口咽、呼吸道的分泌物、呕吐物或异物，清除气道异物可采用腹部冲击法；小于1岁的患儿可采用拍击背部手法，酌情重复6～8次。开放气道：患儿仰卧，头稍向后仰并处于正中位，颈部稍伸展，托颌，提颏。当颈椎损伤完全不能运动时，不能使头后仰，以免加重颈椎损伤，可通过提下颌来开通气道。判断呼吸情况：开放气道后，应在10秒钟内判断患儿有无呼吸如确定患儿无自主呼吸，须立即采用人工辅助通气。

（2）建立呼吸（breathing B）：常用方法有：口对口人工呼吸：适于现场急救，1岁以上的患儿，用口对口吹气，对于婴儿可口对口和鼻吹气；对于牙关紧闭患儿宜采用口对鼻吹气。儿童18～20次/分钟，婴儿可稍加快。复苏囊的应用：有条件时婴幼儿可采用气囊面罩进行有效的通气。气管内插管人工呼吸用于需要持久通气或面罩吸氧不能提供足够通气者。小于8岁的患儿用不带囊气管内插管，大于8岁的患儿用带囊插管。

在气道通畅并建立有效的通气后（进行2次吹气后），立即检查脉搏，婴儿一般检查肱动脉，儿童可触摸颈动脉，应在10秒内完成。如果触摸不到动脉搏动；或新生儿心率<60次/分钟；或婴儿、儿童心率小于60次/分钟伴有组织灌注不良症状，立即胸外按压，建立人工循环。

（3）人工循环（circulation C）：立即采用胸外按压，对于新生儿或小婴儿，可采用双手指按压法；或双拇指按压法。对于1～8岁的儿童，可采用单手掌按压法。8岁以上年长儿与成人相同，用双手掌按压法。按压的部位、频率等见教材。按压1分钟后要判断有无改善。

心脏按压时，应注意防止用力过猛或部位不正确而发生肋骨骨折或内脏损伤，同时应注意防止胃内容物反流造成窒息。

心肺复苏有效的指征：可触及颈动脉、股动脉搏动；扩大的瞳孔缩小，对光反射恢复；口唇、甲床颜色好转；出现自主呼吸；肌张力增强或有不自主运动。

4. 药物复苏（drugs D） 如胸外按压无效，可试用药物。①最好静脉内用药，中心静脉最佳；②气管内给药：静脉通路未建立前、气管已插管时。酌情选用肾上腺素（最常用）、利多卡因、阿托品等。

5. 电击除颤复律（electricity E） 在复苏过程中，心电监护，如患儿出现心室颤动、室性心动过速和室上性心动过速时，可尽快使用电击除颤复律。

6. 其他治疗 积极防治脑、心、肺、肾等重要脏器的损伤和护理。

二、测 试 题

A_1 型题

1. 对惊厥患儿的护理首先应（ ）

A. 立即松开衣领、平卧头侧位　B. 立即送入抢救室
C. 手心和腋下放入纱布　D. 将舌轻轻向外牵拉
E. 置牙垫于上下磨牙之间

2. 婴幼儿惊厥最常见的原因是（　）
A. 低血糖　B. 低血镁　C. 低血钙
D. 高热惊厥　E. 脑炎和脑膜炎

3. 治疗新生儿惊厥首选的药物是（　）
A. 苯妥英钠　B. 苯巴比妥钠　C. 氯丙嗪
D. 地西泮　E. 10%水合氯醛

4. 周围性呼吸衰竭的主要表现为（　）
A. 潮式呼吸　B. 呼吸暂停
C. 呼吸困难、鼻翼扇动、三凹征　D. 叹息样呼吸
E. 抽泣样呼吸

5. 控制小儿惊厥首选的药物是（　）
A. 苯巴比妥钠　B. 苯妥英钠　C. 地西泮
D. 水合氯醛　E. 氯丙嗪

6. 婴儿期心力衰竭的最常见病因是（　）
A. 心包炎　B. 病毒性心肌炎　C. 风湿性心脏病
D. 心律失常　E. 先天性心脏病

7. 呼吸衰竭的正确氧疗法是（　）
A. 氧疗的目标是使患者的 $PaCO_2$ 维持在正常范围
B. 吸入的氧气必须湿化
C. 应持续高流量氧疗
D. 吸入的氧气必须经 20%～30%乙醇湿化
E. 所有呼衰均应采用持续低浓度氧疗

8. 两侧瞳孔不等大常见于（　）
A. 急性肾衰　B. 急性心力衰竭　C. 急性颅内压增高
D. 急性肾炎　E. 急性呼吸衰竭

9. 年长儿使用强心苷药前，停止用药并立即报告医生的指征（　）
A. 心率<110 次/分钟　B. 心率<90 次/分钟　C. 心率<70 次/分钟
D. 呼吸<30 次/分钟　E. 呼吸<20 次/分钟

10. 惊厥持续状态是指（　）
A. 惊厥持续 30 分钟以上　B. 惊厥持续 10 分钟以上　C. 惊厥持续 20 分钟以上
D. 惊厥持续 60 分钟以上　E. 惊厥持续 50 分钟以上

11. 小儿洋地黄制剂中毒的表现为（　）
A. 嗜睡、头昏　B. 视色障碍　C. 恶心、呕吐
D. 房室传导阻滞　E. 以上均是

12. 对小儿惊厥的护理，下列哪项<u>不正确</u>（　）

A. 保持安静、避免刺激

B. 就地抢救、解开衣领

C. 平卧位、头稍向后仰、保持呼吸道通畅

D. 针刺人中穴

E. 备好吸氧吸痰器械、急救药品

13. 哪项**不符合**小儿充血性心力衰竭的临床表现（　　）

A. 烦躁不安、面色苍白或青灰　B. 呼吸$>$60 次/分钟

C. 尿少、皮肤弹性较差　D. 心率可达 160～180 次/分钟以上

E. 心音低钝、肝脏肿大

14. 根据血气分析标准，符合小儿Ⅱ型呼吸衰竭的是（　　）

A. $PaO_2<50mmHg$，$PaCO_2$ 正常

B. $PaO_2>60mmHg$，$PaCO_2$ 正常

C. $PaO_2<50mmHg$，$PaCO_2>50mmHg$

D. $PaO_2>60mmHg$，$PaCO_2>50mmHg$

E. $PaO_2<60mmHg$，$PaCO_2<50mmHg$

15. 符合中枢性呼吸衰竭的表现是（　　）

A. 呼气性困难　B. 吸气性困难　C. 鼻翼扇动、三凹征

D. 呼吸节律不齐　E. 呼吸浅表、急促

16. 高热惊厥多见于（　　）

A. 3～6 岁　B. 1～3 岁　C. 4～6 岁

D. 1～6 个月　E. 1 岁以内

17. 护理急性呼吸衰竭患儿，下列哪项操作是**错误**的（　　）

A. 立即行气管切开术

B. 保持呼吸道通畅、定时吸痰

C. 立即将患儿送入监护室

D. 患儿取半卧位

E. 婴幼儿可用气囊面罩进行有效的通气

18. 下列哪项**不是**急性呼吸衰竭患儿撤离呼吸机的指征（　　）

A. 能够维持自主呼吸 2～3 小时以上无异常改变

B. 患儿病情改善，呼吸系统功能稳定

C. 吸入 60%氧时，$PaO_2>50mmHg$，$PaCO_2>50mmHg$

D. 在间歇指令通气等辅助通气条件下，能以较低的通气条件维持血气正常

E. 患儿循环系统功能稳定

19. 应用洋地黄药物，下列哪项护理是**错误**的（　　）

A. 可同时服用葡萄糖酸钙

B. 用药前测心率、婴儿$<$90 次/分钟停药

C. 观察有无恶心、呕吐及心律不齐

D. 准确计算洋地黄制剂剂量

E. 观察有无神经系统症状如嗜睡、头昏、色视

20. 下列哪项<u>不是</u>小儿急性颅内压增高的表现（ ）

A. 高声尖叫　B. 颅缝裂开　C. 头痛、呕吐

D. 水肿、少尿　E. 前囟隆起

21. 小儿高热惊厥最常见的病因是（ ）

A. 低钙血症　B. 上呼吸道感染　C. 消化道感染

D. 中毒性菌痢　E. 颅内感染

22. 婴儿心力衰竭的临床诊断指征为心率每分钟超过（ ）

A. 120次　B. 140次　C. 160次

D. 180次　E. 200次

23. 患儿心肺复苏前判断心跳呼吸是否停止应在（ ）

A. 1～3分钟完成　B. 3～5分钟完成　C. 1分钟内完成

D. 30秒内完成　E. 5～15秒内完成

24. 实施心肺复苏前，判断心跳呼吸是否停止的首要指征是（ ）

A. 一般患儿突然昏迷及大血管搏动消失即可诊断

B. 呼吸停止，听诊呼吸音消失，面色灰暗或发绀

C. 瞳孔扩大、对光反射消失

D. 心音消失，测不到血压

E. 突然昏迷，可有一过性抽搐

25. 下列哪项<u>不是</u>心跳呼吸骤停的诊断依据（ ）

A. 突然昏迷，可有一过性抽搐

B. 心音消失

C. 大动脉（颈、股动脉）搏动消失，测不到血压

D. 呼吸停止，听诊呼吸音消失，面色灰暗或发绀

E. 两瞳孔大小不等

26. 下列哪项<u>不是</u>心肺复苏成功的标志（ ）

A. 口唇、甲床颜色转红　B. 出现自主呼吸

C. 尿量增加　D. 瞳孔缩小，对光反射恢复

E. 可触及颈、股动脉搏动

27. 心肺复苏的给药途径首选（ ）

A. 静脉注射　B. 肌肉注射　C. 心内注射

D. 气道内给药　E. 骨髓腔内注射

A_2 型题

28. 患儿，男，6个月，低钙惊厥，在家里发作时，首先处理方法是（ ）

A. 立即紧抱着患儿，用力摇晃

B. 大声呼叫患儿

C. 立即拍打手足

D. 立即就地抢救，刺激人中、十宣穴

E. 立即送往医院

29. 患儿，女，2岁，诊断为急性充血性心力衰竭，下列较为恰当的护理措施是（　　）

A. 普食

B. 为增加营养每餐可给予足量的食物

C. 患儿哭闹时，为避免呼吸抑制不可给镇静药

D. 患儿输液时速度 10ml/kg · h

E. 患儿大便干燥时可及时给开塞露，避免患儿用力

30. 患儿，男，6个月，因化脓性脑膜炎入院，现出现潮式呼吸，面色发绀，心率160次/分钟。你认为患儿可能出现了（　　）

A. 肺气肿　　B. 心力衰竭　　C. 周围型呼吸衰竭

D. 中枢性呼吸衰竭　　E. 休克

31. 患儿，女，1.5岁。以上呼吸道感染、高热惊厥入院，对患儿家长出院指导正确的是（　　）

A. 患儿惊厥发作时应摇晃呼叫，将他唤醒

B. 如患儿日后再有体温升高，应积极降温

C. 高热惊厥日后不会再发

D. 如有发作，立即抱往医院抢救

E. 告知患儿的高热惊厥可以自行好转，好转后不需就医处理

32. 患儿，女，7个月，重症肺炎并发急性心力衰竭，给予强心苷药物治疗。停用强心苷药物的指征是（　　）

A. 肝脏缩小　　B. 心率小于90次/分钟　　C. 水肿消退

D. 尿量增多　　E. 呼吸30次/分钟

33. 患儿，男，2岁，惊厥反复发作入院。为防止患儿再次惊厥时受伤，下列哪项处理错误（　　）

A. 移开床上一切硬物　　B. 床边设置防护栏

C. 将纱布放在患儿手里　　D. 压舌板裹纱布置上下磨牙之间

E. 用约束带捆绑患儿四肢

34. 患儿，男，8个月，因支气管肺炎入院，现突然烦躁不安、发绀且进行性加重。体检：呼吸66次/分钟，心率180次/分钟，心音低钝，两肺满布细湿啰音，肝肋下4cm，患儿可能并发了（　　）

A. 脓胸　　B. 中毒性脑病　　C. 急性心力衰竭

D. 呼吸衰竭　　E. 脓气胸

35. 患儿，女，2个月，肺炎突然发生心跳呼吸骤停，需胸外心脏按压的深度宜（　　）

A. 胸廓前后径的1/3～1/2　　B. 3～4cm

C. 4～5cm　　D. 2～3cm

E. 胸部前后径的1/2～2/3

36. 患儿，男，6 岁，室间隔缺损，病情较重，已用地高辛维持心功能治疗 5 个月，在给该患儿服用地高辛前，须先测量患儿的（ ）

A. 呼吸　　B. 体重　　C. 血压

D. 体温　　E. 脉搏

37. 患儿，男，6 个月，因发热、咳嗽两天、喘憋半天入院。体检：体温 38.6℃，呼吸 66 次/分钟，脉搏 186 次/分钟，鼻翼扇动，口唇发绀，三凹征，心音低钝，两肺满布哮鸣音及湿啰音，肝肋下 4cm。该患儿的主要诊断为（ ）

A. 喘息性支气管炎　　B. 肺炎合并心力衰竭　　C. 肺炎合并中毒性脑病

D. 支气管哮喘　　E. 心力衰竭

38. 患儿，男，6 个月，重症肺炎、呼衰，给予面罩吸氧，氧流量应为（ ）

A. 0.5～1.0 L/min　　B. 1.0～2.0 L/min　　C. 1.5～2.0 L/min

D. 2.0～2.5 L/min　　E. 2.0～4.0 L/min

39. 患儿，男，3 岁，因在进食时嬉笑，发生呛咳，随即出现呼吸困难、面色发绀，神志不清，你应立即采取的措施是（ ）

A. 给患儿吸氧　　B. 为患儿做体位引流　　C. 用吸痰器清理呼吸道

D. 做气管取物准备　　E. 给患儿摄胸片

40. 患儿，男，5 岁，因触电导致心跳呼吸骤停，须立即进行心肺复苏，心脏按压的频率为（ ）

A. 80 次/分钟　　B. 90 次/分钟　　C. 100 次/分钟

D. 110 次/分钟　　E. 120 次/分钟

41. 患儿，男，10 个月，凌晨 3 时，出现发热、咳嗽，体温 37.8 ℃，给予维生素 C、利巴韦林，嘱休息、多饮水，中午，患儿仍咳嗽、流涕，食欲差，并出现哭闹，继而突然出现意识丧失、两眼凝视、面肌和四肢抽动，持续 2～3 分钟后自行缓解，继而入睡不久醒来，体检：精神稍差，体温 39.5℃，脉搏 130 次/分钟，呼吸 35 次/分钟，心肺未见异常，神经系统无阳性体征。患儿惊厥的病因可能是（ ）

A. 癫痫　　B. 中毒性脑病　　C. 低钙惊厥

D. 高热惊厥　　E. 低血糖

42. 患儿，男，6 个月，因外伤致颅内出血入院，现出现昏迷，两瞳孔不等大，呼吸不规则，肌张力增高，你认为该患儿可能发生了（ ）

A. 脑疝　　B. 脑实质损伤　　C. 颅神经损伤

D. 呼吸衰竭　　E. 循环衰竭

43. 患儿，女，6 岁，因触电导致心跳呼吸骤停，须立即进行心肺复苏，胸外按压的方法最好是（ ）

A. 双手掌按压法　　B. 双拇指按压法　　C. 示、中指按压法

D. 单手掌按压法　　E. 拳击法

44. 患儿，男，5 个月，因病毒性脑炎入院，现患儿前囟饱满、哭声尖叫、神志不清，遵医嘱静脉给予 20%甘露醇，下列护理操作哪项<u>**错误**</u>（ ）

A. 不与其他药物混合使用

B. 如药液中有结晶可加50%葡萄糖使其消失后再使用

C. 静脉输入速度要适宜

D. 注射时药液勿漏出血管外

E. 每次用药前先检查药液有无结晶

45. 患儿，女，5岁，急性肾衰竭入院，对该患儿预防感染的护理措施哪项<u>不妥</u>（　　）

A. 保持皮肤清洁

B. 给予充足动物蛋白以增加抵抗力

C. 定时翻身、拍背，保持呼吸道通畅

D. 置于单人房间、严格无菌操作

E. 加强口腔护理

46. 患儿，女，8岁。因病毒性脑膜炎住院，现出现剧烈头痛、喷射性呕吐、惊厥，下列哪项护理措施<u>不正确</u>（　　）

A. 给予20%甘露醇

B. 将床头抬高15°～30°、患儿侧卧位

C. 快速补液

D. 严密观察患儿呼吸、脉搏及瞳孔的变化

E. 保持室内安静，避免一切刺激

47. 患儿，男，6岁，触电心跳呼吸骤停，须立即进行心肺复苏，人工呼吸时，术者吹气频率宜为（　　）

A. 15～18次/分钟　B. 18～20次/分钟　C. 20～25次/分钟

D. 25～30次/分钟　E. 35～40次/分钟

48. 患儿，女，2个月，重症肺炎，突然心跳呼吸骤停，实施复苏抢救，心脏按压的部位为（　　）

A. 胸骨上段　B. 胸骨中段　C. 胸骨中下1/3交界处

D. 两乳头连线中下一指　E. 胸骨下1/2

49. 患儿，男，7岁，水肿、少尿3天，拟急性肾炎入院，现尿量进行性减少，水肿严重，呼吸深快，口唇樱红，医生初步考虑为急性肾衰，为明确诊断，你认为需要给患儿做哪项检查（　　）

A. 肾功能和电解质　B. 尿常规　C. 尿培养

D. 肾盂造影　E. 肾B超

50. 患儿，男，6岁，因触电致心跳呼吸骤停，人工呼吸、胸外按压效不佳，须药物复苏，首选的药物是（　　）

A. 肾上腺素　B. 利多卡因　C. 糖皮质激素

D. 碳酸氢钠　E. 地西泮

51. 患儿，男，8岁，急性肾小球肾炎并发肾衰入院，对该患儿及其家长的健康指导，<u>不正确</u>的是（　　）

A. 预防感染

B. 病情缓解后要多进行户外运动以增强体质

C. 卧床休息

D. 讲解早期透析的重要性

E. 透析时可不限制蛋白质入量

A_3/A_4 型题

（52～54 题共用题干）

患儿，男，2 岁，因发热、咳嗽 2 天就诊，查体：精神稍差，体温 39℃，咽部充血，心肺未见异常，WBC 8.0×10^9/L，Hb 11g/L。医生诊断“上感”，给以输液、退热、抗病毒等处理，护士刚输液 2 分钟，患儿突然出现意识丧失、两眼上视、肢体强直性阵挛。

52. 引起患儿惊厥最可能的原因是（　　）

A. 窒息　　B. 药物中毒　　C. 高热惊厥

D. 贫血　　E. 低血糖

53. 护士应首先采取的护理措施是（　　）

A. 停止输液　　B. 立即报告医生　　C. 立即约束患儿

D. 吸氧　　E. 加床档

54. 此刻护士应准备的急救药品是（　　）

A. 退热剂　　B. 地西泮　　C. 肾上腺素

D. 苯巴比妥钠　　E. 氯丙嗪

（55～57 题共用题干）

患儿，女，4 个月，发热、咳嗽 3 天，呼吸困难半天入院。体检：体温 38.5℃，烦躁不安，面色苍白，口周发绀，鼻翼扇动，三凹征，呼吸 68 次/分钟，两肺满布细湿啰音，心率 180 次/分钟，心音低钝，腹部触诊肝肋缘下 3.5cm。

55. 你认为该患儿的临床诊断可能是（　　）

A. 腺病毒肺炎　　B. 支原体肺炎

C. 呼吸衰竭　　D. 支气管肺炎合并中毒性脑病

E. 支气管肺炎合并心力衰竭

56. 该患儿首要的护理问题是（　　）

A. 气体交换受损　　B. 体温过高　　C. 焦虑

D. 心输出量减少　　E. 体液过多

57. 对该患儿的护理措施，哪项<u>不对</u>（　　）

A. 低盐饮食

B. 卧床休息

C. 温、湿化氧气吸入

D. 床头抬高 15°～30°卧床休息

E. 为防止褥疮要 1～2 小时翻身、擦洗背部 1 次

（58～59 题共用题干）

患儿，男，2 岁，因败血症入院，现突然出现抽搐，意识模糊，并伴有呕吐呈喷射状，两瞳孔不等大，体温 38.5℃，初步诊断中毒性脑病。

58. 患儿出现喷射性呕吐的主要原因是（ ）

A. 消化功能紊乱　B. 高热惊厥　C. 酸中毒

D. 颅内压增高　E. 电解质紊乱

59. 对该患儿首要的护理措施是（ ）

A. 吸氧　B. 按医嘱应用利尿剂

C. 保持安静，减少刺激　D. 按医嘱给予抗生素

E. 按医嘱静脉注射甘露醇

（60～62 题共用题干）

患儿，女，16 个月。发热、咳嗽半天，惊厥 1 次。惊厥发作时突然意识丧失、面肌和四肢抽动，约 3 分钟后停止。半年前患肺炎发热也曾惊厥 1 次。查体：T 39.8℃，神清，一般情况好，咽红，心肺、神经系统检查未发现异常。

60. 患儿惊厥的最可能原因是（ ）

A. 化脓性脑膜炎　B. 中毒性脑病

C. 高热惊厥　D. 维生素 D 缺乏性手足搐搦症

E. 癫痫

61. 目前首要的护理问题是（ ）

A. 有窒息的危险　B. 有受伤的危险　C. 体温过高

D. 清理呼吸道无效　E. 急性意识障碍

62. 该患儿目前首要的护理措施是（ ）

A. 在口腔放置压舌板　B. 遵医嘱给予降温处理　C. 立即送入抢救室

D. 给予补充钙剂　E. 给予止惊药

（63～64 题共用题干）

患儿，男，3 个月，喘憋，拟诊毛细支气管炎入院，现病情加重，阵发喘憋、口唇发绀，呼吸 86 次/分钟，心率 180 次/分钟，心音低钝，肝肋下 3.5cm。

63. 你认为该患儿可能并发了（ ）

A. 急性心力衰竭　B. 急性呼吸衰竭　C. 呼吸性酸中毒

D. 中毒性脑病　E. 休克

64. 对该患儿的护理措施下列哪项<u>不妥</u>（ ）

A. 抬高患儿床头 15°～30°　B. 减慢输液速度为 5ml/(kg·h)

C. 面罩吸氧　D. 用强心苷同时给予钙剂

E. 保持安静减少刺激

（65～67 题共用题干）

患儿女，3 个月，因重症肺炎入院，现呼吸困难加重，呼吸 70 次/分钟，出现鼻翼扇动、三凹征，口唇发绀，心率 160 次/分钟，肺部听诊呼吸音稍低，可闻及细湿啰音，血气分析：PaO_2 6.0kPa，$PaCO_2$ 6.5kPa。

65. 你认为该患儿现在发生了（ ）

A. 心力衰竭　B. 肺气肿　C. 外周性呼吸衰竭

D. 中毒性脑病　E. 中枢性呼吸衰竭

66. 目前该患儿首选的护理诊断是（　）
A. 不能自主呼吸　B. 清理呼吸道无效　C. 气体交换受损
D. 心输出量减少　E. 意识障碍

67. 下列哪项护理措施<u>不妥</u>（　）
A. 人工呼吸　B. 吸氧　C. 半卧位
D. 平卧位　E. 蒸汽吸入

（68～70 题共用题干）

患儿，男，6 岁，水肿、少尿、血尿 3 天来院就诊，拟诊急性肾炎入院，患儿 3 天来尿量进行性减少，无尿 1 天，水肿日渐加重，伴恶心、呕吐、呼吸深大、意识模糊、躁动不安、口唇樱红等。

68. 该患儿首选的护理问题是（　）
A. 有感染的危险　B. 体液过多　C. 急性意识障碍
D. 营养失调　E. 焦虑

69. 对该患儿的护理措施<u>错误</u>的是（　）
A. 按医嘱给利尿剂　B. 不宜吃香蕉、柑橘等富含钾食物
C. 预防感染　D. 卧床休息
E. 高糖、高蛋白质、高维生素饮食

70. 对该患儿最有效的护理方法是（　）
A. 控制水钠的入量　B. 血液透析
C. 卧床休息　D. 预防感染，严格无菌操作
E. 按医嘱给予利尿剂

（71～72 题共用题干）

患儿，男，8 岁，因发热、头痛、呕吐、烦躁入院，体检：体温 38.4℃，颈项强直，脑膜刺激征阳性，全身阵发性抽搐，意识丧失，初步诊断为化脓性脑膜炎。

71. 目前该患儿首选的护理问题是（　）
A. 头痛　B. 体温过高　C. 潜在并发症：脑疝
D. 体液不足　E. 急性意识障碍

72. 对该患儿的护理措施下列哪项<u>不妥</u>（　）
A. 按医嘱应用抗生素　B. 立即物理降温
C. 按医嘱给予脱水剂　D. 按医嘱给予止惊药
E. 保持安静、尽量避免刺激

（73～75 题共用题干）

患儿，女，3 个月，拟诊先天性心脏病住院。患儿哭闹时突然出现意识丧失、短暂抽搐、面色发绀。

73. 如果你恰好在患儿身边，首先做什么（　）
A. 立即跑到医生办公室报告病情　B. 立即吸氧
C. 立即判断患儿是否心跳呼吸骤停　D. 大声呼叫、摇晃患儿
E. 立即胸外按压

74. 你在最短时间内确诊患儿心跳呼吸是否骤停的指征是（　）

A. 反复听心音是否消失

B. 摸脉搏是否跳动

C. 测量血压

D. 瞳孔是否散大、对光反射是否消失

E. 意识丧失、大动脉（颈或股动脉）搏动消失

75. 如确诊患儿心跳呼吸骤停你应立即（　）

A. 人工呼吸、胸外按压　B. 大声呼救　C. 胸外按压

D. 给予呼吸兴奋剂　E. 给予肾上腺素

(76～78 题共用题干)

患儿，女，8 岁。发热、头痛、呕吐 2 天，抽搐 4 次、昏迷半天入院。体检：面色苍白，意识丧失，体温 38.4℃，脑膜刺激征阳性。

76. 为明确诊断，护士应配合医生做的检查是（　）

A. 腰椎穿刺抽脑脊液　B. 血培养　C. 脑电图

D. 头颅 CT 扫描　E. 头颅 B 超

77. 首先应对该患儿采取的护理措施是（　）

A. 物理降温　B. 按医嘱给止痉剂　C. 鼻导管吸氧

D. 按医嘱给予抗生素　E. 止吐剂

78. 对患儿护理<u>不正确</u>的是（　）

A. 鼻饲牛奶保证营养供给　B. 头肩部抬高，头偏向一侧

C. 快速静脉输液　D. 保持呼吸道通畅，必要时吸痰

E. 密切观察患儿瞳孔、呼吸

(79～81 题共用题干)

患儿，男，5 岁，室间隔缺损，因肺炎诱发急性心力衰竭，按医嘱用强心苷后，患儿出现头晕、恶心、呕吐、黄视。

79. 你考虑患儿现在可能是（　）

A. 急性心力衰竭加重　B. 胃肠道感染　C. 强心苷中毒的反应

D. 并发了中毒性脑病　E. 感染性心内膜炎

80. 目前你首先应采取的措施是（　）

A. 暂停用强心苷并报告医生　B. 吸氧

C. 减慢输液速度　D. 给予止吐剂

E. 测血压

81. 为明确诊断，需协助医生作哪项检查（　）

A. 心电图检查　B. 拍胸片　C. 心脏 B 超检查

D. 血气分析　E. 测血压

(82～84 题共用题干)

5 个月婴儿，冬季出生，人工喂养，未添加辅食，近日多汗、多哭闹、睡眠不安，突然两眼直视，四肢反复抽动数次，缓解后神志清楚、活泼如常，一日发作数次。体检：体

温 37℃、呼吸、血压正常，颅骨有乒乓球感，未见神经系统阳性体征。

82. 该患儿可能是（　　）

A. 低血糖症　　B. 维生素 D 缺乏性手足搐搦症

C. 婴儿痉挛症　　D. 高热惊厥

E. 癫痫

83. 为明确惊厥病因，需做的检查是（　　）

A. 血糖　　B. 脑脊液　　C. 血钙

D. 脑电图　　E. 头颅 CT

84. 对该患儿首先应采取的护理措施是（　　）

A. 按医嘱给予镇静剂

B. 按医嘱给予钙剂

C. 给予维生素 D 制剂

D. 为防止患儿发作时受伤，在腋下放置纱布

E. 保暖

(85～87 题共用题干)

患儿，男，8 个月，病毒性脑炎，现病情加重，出现抽泣样呼吸，面色发绀，吸氧未见好转，立即送入监护室。

85. 你认为患儿可能发生了（　　）

A. 心力衰竭　　B. 中枢性呼吸衰竭　　C. 中毒性脑病

D. 脑疝　　E. 外周性呼吸衰竭

86. 为明确诊断，需要协助医生作哪项检查（　　）

A. 摄胸片　　B. 血气分析　　C. 血常规

D. 头颅 CT　　E. 血培养

87. 该患儿首要的护理措施是（　　）

A. 吸氧　　B. 体位引流

C. 人工呼吸　　D. 及时为患儿翻身、拍背

E. 给予镇静剂

(88～90 题共用题干)

患儿，男，5 岁，游泳时不慎溺水。被救上岸时发现心跳、呼吸已停止。

88. 首要的急救措施是（　　）

A. 立即清理呼吸道积水　　B. 送往医院　　C. 大声呼叫、摇晃患儿

D. 胸外心脏按压　　E. 口对口人工呼吸

89. 继而立即进行的抢救措施是（　　）

A. 大声呼唤、拍打患儿　　B. 送往医院　　C. 拨打 120

D. 针刺人中、合谷穴　　E. 人工呼吸、胸外按压

90. 如果是两个人进行心肺复苏操作，胸外按压与吹气之比宜为（　　）

A. 3∶1　　B. 5∶1　　C. 6∶1

D. 15∶1　　E. 30∶1

（91～93 题共用题干）

患儿，女，2 岁，因重症肺炎入院，近 2 天来，出现烦躁、头痛、呕吐，进行性加重，伴惊厥 2 次。查体：体温 38.5℃，心率 130 次/分钟，呼吸 40 次/分钟，意识模糊，脑膜刺激征（+），心律齐，未闻及杂音，两肺可闻及中细湿性啰音。

91. 为明确诊断你认为需要做哪项检查（　　）

A. 脑血管造影　　B. 胸片　　C. 头颅 CT
D. 眼底检查　　E. 脑脊液检查

92. 该患儿的首选护理问题是（　　）

A. 气体交换受损　　B. 营养失调
C. 潜在的并发症：颅内压增高　　D. 有窒息的危险
E. 体温过高

93. 对该患儿的首要护理措施是（　　）

A. 使用利尿剂　　B. 绝对安静，尽量避免刺激检查
C. 遵医嘱给予脱水剂　　D. 抬高床头 30°左右
E. 保持呼吸道通畅

（94～96 题共用题干）

患儿，男，5 岁，水肿、少尿 3 天，拟诊急性肾小球肾炎入院，2 天来尿量进行性减少、无尿 1 天，全身水肿明显加重，伴恶心、呕吐、呼吸深大、意识模糊、口唇樱红等。

94. 你认为该患儿可能并发了（　　）

A. 急性心力衰竭　　B. 代谢性酸中毒　　C. 高血压脑病
D. 急性肾衰竭　　E. 呼吸衰竭

95. 为明确诊断，需要为该患儿做哪项检查（　　）

A. 血常规　　B. 尿常规　　C. 胸片
D. 肾功能　　E. 心电图

96. 对该患儿首要的护理措施是（　　）

A. 去除病因，积极治疗原发病　　B. 维持体液、电解质及酸碱平衡
C. 纠正心力衰竭　　D. 高糖、低蛋白、富含维生素饮食
E. 吸氧

三、测试题参考答案

1. A	2. D	3. B	4. C	5. C	6. E	7. B	8. C	9. C
10. A	11. E	12. C	13. C	14. C	15. D	16. B	17. A	18. C
19. A	20. D	21. B	22. D	23. E	24. A	25. E	26. C	27. A
28. D	29. E	30. D	31. B	32. B	33. E	34. C	35. A	36. E
37. B	38. E	39. C	40. C	41. D	42. A	43. D	44. B	45. B
46. C	47. B	48. D	49. A	50. A	51. B	52. C	53. B	54. A
55. E	56. A	57. E	58. D	59. E	60. C	61. C	62. B	63. A
64. D	65. C	66. C	67. D	68. B	69. E	70. B	71. C	72. B

73. C	74. E	75. A	76. A	77. B	78. C	79. C	80. A	81. A
82. B	83. C	84. A	85. B	86. B	87. C	88. A	89. E	90. D
91. E	92. C	93. C	94. D	95. D	96. B			

（王 冰）

参考文献

[1] 黄力毅．儿科护理学．北京：人民卫生出版社，2004.

[2] 沈晓明．儿科学．第7版．北京：人民卫生出版社，2008.

[3] 崔焱．儿科护理学．第4版．北京：人民卫生出版社，2005.

[4] 张玉兰．儿科护理技能实训与学习指导．北京：人民卫生出版社，2009.

[5] 于海红．儿科护理学习指导及习题集．北京：人民卫生出版社，2008.

[6] 于海红．母婴及儿童护理．北京：高等教育出版社，2005.

[7] 全国护士执业资格考试用书编写专家委员会．2011年全国护士执业资格考试指导．北京：人民卫生出版社，2011.

[8] 全国护士执业资格考试用书编写专家委员会．2011年全国护士执业资格考试模拟试卷．北京：人民卫生出版社，2011.

[9] 全国护士执业资格考试用书编写专家委员会．2011年全国护士执业资格考试同步练习题集．北京：人民卫生出版社，2011.

[10] 罗先武，雷良蓉．2011护士执业资格考试轻松过．北京：人民卫生出版社，2011.